浙派中醫

TRADITIONAL CHINESE MEDICINE OF ZHEJIANG SCHOOL

浙派中医丛书

专题系列

乐清瞿氏中医眼科

主编　瞿闻雷

编委　瞿　诚　陈美德　沈忆奕

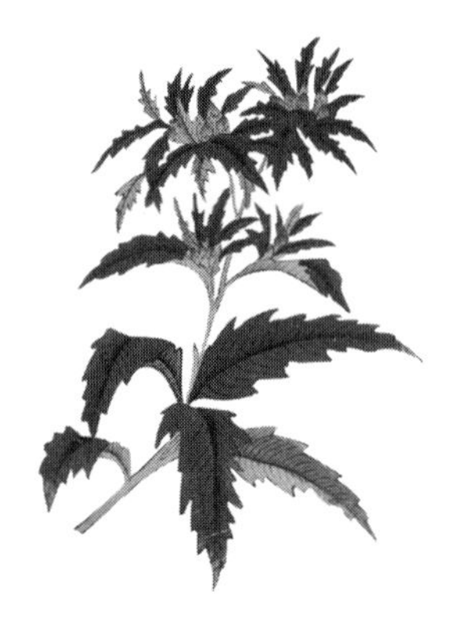

瞿氏中医眼科

全国百佳图书出版单位

中国中医药出版社

·北京·

图书在版编目（CIP）数据

乐清瞿氏中医眼科 / 瞿闻雷主编 . -- 北京：中国中医药出版社，2024.4
（《浙派中医丛书》专题系列）
ISBN 978-7-5132-8653-4

Ⅰ . ①乐… Ⅱ . ①瞿… Ⅲ . ①中医五官科学—眼科学
Ⅳ . ① R276.7

中国国家版本馆 CIP 数据核字 (2024) 第 021745 号

中国中医药出版社出版
北京经济技术开发区科创十三街 31 号院二区 8 号楼
邮政编码　100176
传真　010-64405721
保定市中画美凯印刷有限公司印刷
各地新华书店经销

开本 710×1000　1/16　印张 14.25　字数 200 千字
2024 年 4 月第 1 版　2024 年 4 月第 1 次印刷
书号　ISBN 978 – 7 – 5132 – 8653 – 4

定价　69.00 元
网址　www.cptcm.com

服务热线　010-64405510
购书热线　010-89535836
维权打假　010-64405753

微信服务号　zgzyycbs
微商城网址　https://kdt.im/LIdUGr
官方微博　http://e.weibo.com/cptcm
天猫旗舰店网址　https://zgzyycbs.tmall.com

如有印装质量问题请与本社出版部联系（010-64405510）

《浙派中医丛书》组织机构

《浙派中医丛书》编委会

总 序

浙江位居我国东南沿海，地灵人杰，人文荟萃，文化底蕴十分深厚，素有“文化之邦”的美誉。就拿中医中药来说，在其发展的历史长河中，历代名家辈出，著述琳琅满目，取得了极其辉煌的成就。

由于浙江省地域不同，中医传承脉络有异，从而形成了一批各具特色的医学流派，使中医学术呈现出百花齐放、百家争鸣的繁荣景象。其中丹溪学派、温补学派、钱塘医派、永嘉医派、绍派伤寒等最负盛名，影响遍及海内外。临床各科更是异彩纷呈，涌现出诸多颇具名望的专科流派，如宁波宋氏妇科和董氏儿科、湖州凌氏针灸、武康姚氏世医、桐乡陈木扇女科、萧山竹林寺女科、绍兴三六九伤科，等等，至今仍为当地百姓的健康保驾护航，厥功甚伟。

值得一提的是，古往今来，浙江省中医药界还出现了为数众多的知名品牌，如著名道地药材“浙八味”，名老药店“胡庆余堂”等，更是名驰遐迩，誉享全国。由是观之，这些宝贵的学术流派和中医药财富，很值得传承与弘扬。

有鉴于此，浙江省中医药学会为发扬光大浙江省中医药学术流派精华，凝练浙江中医药学术流派的区域特点和学术内涵，由对浙江中医药学术流派有深入研究的浙江中医药大学原校长范永升教授亲自领衔，凝心聚力，集思广益，最终打出了“浙派中医”这面能代表浙江省中医药特色、优势和成就的大旗。此举，得到了浙江省委省政府、浙江省卫生健康委员会和浙江省中医药管理局的热情鼓励和大力支持。

《中共浙江省委 浙江省人民政府 关于促进中医药传承创新发展的实施意见》提出要“打造‘浙派中医’文化品牌，实施‘浙派中医’传承创新工程，深入开展中医药文化推进行动计划。加强中医药传统文献研究，编撰‘浙派中医’系列丛书”。浙江省中医药学会先后在省内各地多次举办有关“浙派中医”的巡讲和培训等学术活动，气氛热烈，形势喜人。

浙江省中医药研究院中医文献信息研究所为贯彻习近平总书记关于中医药工作的重要论述精神和《中共浙江省委 浙江省人民政府 关于促进中医药传承创新发展的实施意见》，结合该所的专业特长，组织省内有关单位和人员，主动申报并承担了浙江省中医药科技计划“《浙派中医》系列研究丛书编撰工程”，省中医药管理局将其列入中医药现代化专项。在课题实施过程中，项目组人员不辞辛劳，在广搜文献、深入调研的基础上，按《浙派中医丛书》编写计划，分原著系列、专题系列、品牌系列三大板块，殚心竭力地进行编撰出版，我感到非常欣慰。

我生在浙江，长在浙江，在浙江从事中医药事业已经五十余年，虽然年近九秩，但是继承发扬中医药的初心不改。我十分感谢为编写《浙派中医丛书》付出辛勤劳作的同志们。专著的陆续出版，必将为我省医学史的研究增添浓重一笔，必将会对我省乃至全国中医药学术流派的传承和创新起到促进作用。我更期望我省中医人努力奋斗，砥砺前行，将“浙派中医”的整理研究工作做得更好，把这张“金名片”擦得更亮，为建设浙江中医药强省做出更大的贡献。

葛琳仪
写于辛丑年孟春

注：葛琳仪，国医大师、浙江中医学院原院长

前　言

“浙派中医”是浙江省中医学术流派的概称，是浙江省中医药学术的一张熠熠生辉的“金名片”。近年来，在上级主管部门的支持下，浙江省中医界正在开展规模宏大的浙派中医的传承和弘扬工作，根据浙江省卫生健康委员会、浙江省文化和旅游厅、浙江省中医药管理局印发的《浙江省中医药文化推进行动计划》（2019—2025 年）的通知精神，特别是主要任务中打造“浙派中医”文化品牌——编撰中医药文化丛书，梳理浙江中医药发展源流与脉络，整理医学文献古籍，出版浙江中医药文化、“浙派中医”历代文献精华、名医学术精华、流派世家研究精华、“浙产名药”博览等丛书，全面展现浙江中医药学术与文化成就。根据这一任务，2019 年浙江省中医药研究院中医文献信息研究所策划了《浙派中医丛书》（原著、专题、品牌系列）编撰工程，总体计划出书 60 种，得到浙江省中医药现代化专项的支持，立项（项目编号 2020ZX002）启动。

《浙派中医丛书》原著系列指对“浙派中医”历代文献精华，特别是重要的代表性古籍，按照中华中医药学会 2012 年版《中医古籍整理规范》进行整理研究，包括作者和成书考证、版本调研、原文标点、注释、校勘、学术思想研究等，形成传世、通行点校本，陆续出版，尤其是对从未整理过的善本、孤本进行影印出版，以期进一步整理研究；专题系列指对“浙派中医”的学派、医派、中医专科流派等进行系统介绍，深入挖掘其临床经验和学术思想，切实地做好文献为临床服务；品牌系列指将名医杨继洲、朱丹溪，名店胡庆余堂，名药“浙八味”等在浙江地域甚至国内外享有较高知名度的人、物进行整理研究编纂成书，突出文化内涵和打造文化品牌。

《浙派中医丛书》从2020年启动以来，得到了浙江省人民政府、浙江省卫生健康委员会、浙江省中医药管理局的大力支持，得到了浙江省内和国内对浙派中医有长期研究的文献整理研究人员的积极参与，涉及单位逾十家，作者上百位，大家有一个共同的心愿，就是要把“浙派中医”这张“金名片”擦得更亮，进一步提高浙江中医药大省在海内外的知名度和影响力。

2020年至今，我们经历了新冠肺炎疫情，版本调研多次受阻，线下会议多次受影响，专家意见反复碰撞，尽管任务艰巨，但我们始终满怀信心，在反复沟通中摸索，在不断摸索中积累，继原著系列第一辑刊印出版后，原著系列第二辑、专题系列、品牌系列也陆续交稿，使《浙派中医丛书》三个系列均有代表著作问世。

还需要说明的是，本丛书专题系列由于各学术流派内容和特色有所不同，品牌系列亦存在类似情况，本着实事求是的原则，各书的体例不强求统一，酌情而定。

科学有险阻，苦战能过关。只要我们艰苦奋斗，协作攻关，《浙派中医丛书》的编撰工程，一定能胜利完成，殷切期望读者多提宝贵意见和建议，使我们将这项功在当代，利在千秋的大事做得更强更好。

《浙派中医丛书》编委会

2022年4月

编写说明

乐清瞿氏中医眼科，始于清道光十八年（1838），先祖瞿廷益，1811年出生于永嘉县岩头镇锦园村，后从事中医眼科，1838年迁居至乐清市柳市镇丁桥村，世代相传，薪火相承，至今已有180多年历史，传承7代，出了35名眼科医生。通过数代人的不懈努力，精心钻研，逐渐形成颇具特色的瞿氏中医眼科。更可喜的是“乐清瞿氏中医眼科”在2015年入选第九批温州市非物质文化遗产名录，这是瞿氏几代人辛勤劳动的结晶，是一份极其宝贵的医学遗产。作为瞿氏中医眼科的后人，迫切希望能将瞿氏中医眼科传承下去，使之发扬光大，造福人民。对于家传眼科的经验总结，其实我在20世纪80年代就有想法了，故在平常诊疗工作中比较注意搜集病例资料，更是不断总结经验。这次乘《浙派中医丛书》编撰工作之东风，将瞿氏中医眼科的传承与创新心得经验整理成册，与眼科同道们共同探讨和提高。

本书分为四章。第一章介绍了瞿氏中医眼科的基本内容和特色。第二章介绍瞿氏中医眼科的代表性人物的生平事略，其中有第一代始祖瞿廷益先生，第三代传承人瞿华峰先生和第四代传承人瞿昌灏、瞿卓仁先生，以及后世传人瞿明希、瞿闻雷等。第三章为瞿氏中医眼科学术与临床，介绍了瞿氏中医眼科的学术思想，并在78种眼科疾病中筛选出最有特点的31种，每种病下设概说、诊治特色、认识和体会及病案举隅等项。第四章为瞿氏家藏经验方，分内服方剂、外用方剂两大类，及瞿氏眼药原料炮制法。其中瞿氏家藏经验方是瞿氏家学经历百余年临床使用的结晶，应用价值颇高。

本书作者为瞿氏中医眼科嫡系后人，在行文中涉及先人均按辈分称谓，如祖父、先父等。

因作者水平有限，书中错误和不足之处，敬请同道批评指正。

最后，感谢《浙派中医丛书》编委会和盛增秀、江凌圳等老师对编写工作做出的辛勤劳动和精诚指导。

编者

2023 年 12 月

目录

第一章　瞿氏中医眼科简介

乐清瞿氏中医眼科，始于清代道光十八年（1838），先祖瞿廷益，由永嘉县岩头镇迁居乐清市柳市镇丁桥村，世代相传，一脉相承，至今已有180多年历史，在这漫长的岁月中，其共出了35名眼科医生。通过七代人的不懈努力，精心钻研，逐渐形成瞿氏中医眼科的专科特色。《乐清市卫生志》曾做过这样的评价："瞿氏中医眼科的成就，奠定了乐清市中医眼科专科基础，为发扬光大中医眼科事业作了不少贡献。瞿氏后辈，谨遵祖训，积极力行'以医济人，勿以术肥私'的教导，崇尚医德，博得社会好评。来诊患者遍布浙南各地。"1995年，乐清电视台曾以"七代人的追求"为题，采访了瞿氏中医眼科的第四、第五、第六代传承人，并进行专题播出；2006年，《温州日报》专题报道了瞿氏中医眼科的发展史——《温州的大宅门》。2015年12月，"乐清瞿氏中医眼科"被温州市人民政府公布为温州市非物质文化遗产。

第一节　瞿氏中医眼科疾病分类及治法

根据中医眼科五轮学说，瞿氏中医眼科将眼病分为78种，即眼睑疾病13种、两眦疾病4种、白睛疾病13种、黑睛疾病11种、瞳神疾病17种、眼肌疾病5种、眼眶疾病4种、眼外伤7种、眼视光学疾病4种。

瞿氏中医眼科常用治法有中药内服、中药外治，以及针灸和放血疗法。

内服的常用中药处方有160张，其中经方17张、时方及专方（眼科专著方剂）125 张、瞿氏家藏内服验方 20 张。

中药外治法包括眼药粉和外用贴敷药膏，其中瞿氏家传秘方自制的眼药粉，自清嘉庆至 20 世纪 80 年代一直在临床应用。用中药配制的外用药膏，外贴眼部，可以治疗麦粒肿、眼睑脓肿、眼睑丹毒、急性泪囊炎、上睑下垂、面神经麻痹等。如用通关散嗅鼻治疗视网膜静脉阻塞，嗅鼻碧云散治疗风热上犯的结角膜病变，吴茱萸膏外贴足底涌泉穴治疗青光眼降低眼压，正容膏贴敷太阳穴治疗面瘫等。

针灸和放血疗法，治疗多发性麦粒肿、急性结膜炎、急性青光眼、眼睑痉挛、上睑下垂等眼病，临床卓有成效。

第二节　瞿氏中医眼科的特色

瞿氏中医眼科的第一代至第三代，为纯中医眼科。从第四代至第五代开始，1953 年以后，逐步引入西医的诊疗方法，慢慢发展为中西医结合眼科。

一、中西医结合 32 字诀

中西医结合 32 字诀：西医辨病、中医辨证，中医为主、中西结合，急症主西、慢病主中，手术检测、引为己用。

西医辨病：以西医学的检测手段和对眼病的病因病理分析，确诊何病。

中医辨证：以中医学的四诊和八纲对眼病进行辨证，并将其定性和定型。

中医为主：作为一名中医眼科医生，其工作职责就是用所学的中医知识为患者服务。治疗上必须要以中医方法为主，不能偏离方向。

中西结合：作为一名中医工作者，必须承认，西医的手术方法、检测手段，对急症的处理，的确比中医先进、科学。中医以宏观调控病情，西医以微观分析病情，两者各有所长，如能结合，则能准确诊断，准确用药，中医的宏观调理，西医的微观治疗，加快了病情的好转。

急症主西：在中医眼科78种主要眼病中，有21种急症。如细菌感染引起的眼丹、胞肿如桃、漏睛疮、脓漏眼、凝脂翳、湿翳、突起睛高7种化脓性炎症；瞳神紧小、瞳神干缺等内源性眼病；绿风内障、青风内障等高眼压下的视力剧降；血溢神膏、络阻暴盲、络瘀暴盲、目系暴盲、血灌瞳神5种缺血性或出血性眼底病变；视衣脱离的视力急降；风牵㖞僻的突发性；撞击伤目、真睛破损、酸碱伤目、水火伤目4种眼外伤，都属于眼科急症。需要急速处理，因此主张以西医为主，中医为辅，迅速扭转局面。

慢病主中：除以上21种急症外，其他57种属亚急性和慢性眼病，适宜以中医为主，西医为辅进行治疗。两者相辅相成，能缩短病程，加快好转。

手术检测、引为己用：78种主要眼病中，需行眼科手术的有39种。早在唐代《秘传眼科龙木论》中就记载了金针拨内障术，在元、明时代的《银海精微》和《审视瑶函》书中，也记载了胬肉切除后用火烙法，拳毛倒睫竹夹法，霰粒肿切开法、胞睑肿瘤割除法等，介绍了眼科的钩、割、针、劆等手术方法，以及熨、烙、淋洗、包扎等外治方法。也可以这样说，古代的眼科手术开创了现代眼科手术的先河。随着时代的进步，科学技术的发展，中医眼科医生必须学会各类白内障、青光眼及各种眼科手术的方法，并能熟练操作。中医眼科也必须引进大量现代仪器设备，如裂隙灯显微镜、检眼镜、验光仪、眼压计、视野计、眼底照相机、眼超声检查仪、眼电生理检测仪、眼科光学相干断层扫描仪（OCT）、眼用激光机等。将上述这些手术和检测手段，引为己用，为中医眼科服务。

二、眼病分型

在《黄帝内经》《伤寒杂病论》理论的指导下，瞿氏中医眼科对眼病的证型进行辨证分型，一般分为二型，动态型和亚动态型。

1. 动态型：急性或亚急性眼病的病情是在不断改变的，按其发病规律和疾病的进展状况定为动态型，也就是说，不能拘泥于一证或一方，要随着病情的改变而改变。在78种主要眼病中，属于动态型的有42种，如针眼、眼丹、漏睛疮、暴风客热、天行赤眼、天行赤眼暴翳、聚星障、凝脂翳、血溢神膏、绿风内障、络阻暴盲、络瘀暴盲、消渴目病、视瞻有色、突起睛高、撞击伤目、酸碱伤目等。根据其发病规律和病情进展，制订证型，给予动态性的治疗方案。

2. 亚动态型：对慢性眼病，病期较长而病情变化缓慢，可按疾病的病因病机、证候进行分型。属于亚动态性有36种，如胞睑赤烂、上睑下垂、胞睑振跳、目劄、流泪症、白涩症、火疳、偏漏、青风内障、圆翳内障、云雾移睛、视瞻昏渺、高风内障、青盲、通睛、风牵偏视、鹘眼凝睛、珠突出眶等，根据其病因病机和证候不同，制订证型，专证专方，在专方上进行加减化裁，给予损其有余、补其不足、调整机体阴阳平衡的亚动态性的治疗方案。

三、家传眼药粉

相传从先祖瞿廷益先生用石燕丹眼药治疗眼病开始，瞿氏中医眼科的眼药粉逐渐出名。第三代传承人瞿华峰先生留给后人一部《瞿氏秘传眼药》手抄本，书中记载各类外用眼药的组方、研制、用途等，瞿氏著名的眼药“八宝眼药”“清凉丹”“石燕丹”“止泪散”“止痒散”等都出自他的经验方。如“八宝眼药”临床上对角膜云翳、宿翳、沙眼性角膜血管翳、老年性白内障等确有著效；“清凉丹”眼药粉对外眼热性眼病，如结膜炎、角膜炎、沙眼等应用广泛，疗效卓著；“石燕丹”对角膜宿翳、沙眼性的角膜血管翳，其退翳效果并不亚于黄降汞眼膏。另外“止泪散”“止痒散”对冷泪、眼痒等病疗效奇特，20世纪80年代以后，由于药源的紧缺与制作的烦琐，这些眼药逐渐停制。秘方的制作和用法均载于本书第四部分瞿氏家藏验方中，希冀借本书出版之际使之发扬光大。

四、特色病种

乐清瞿氏中医眼科对临床上难以解决的常见病、多发病及大部分眼底病、疑难杂症，有其独特的治疗方法和疗效。

1. 常见病及多发病：如麦粒肿、溢泪症、干眼症、翼状胬肉、季节性过敏性结膜炎等。

2. 多种复发性眼病：如多发性麦粒肿、春季卡他性结膜炎、单疱病毒性角膜炎、反复发作性眼底出血等眼病。

3. 各类疑难眼底病：如青睫综合征、视网膜静脉阻塞、老年性黄斑变性、视网膜色素变性、糖尿病性视网膜病变、视神经病变、中心性视网膜病变等。

4. 眼科的疑难杂症：如大疱性角膜病、小儿眨目、小儿痱眼、后天性眼肌麻痹、眶上神经痛、重症肌无力，甲状腺相关性突眼病、面瘫、眼肌痉挛等。

第二章 代表人物

第一节 瞿廷益

瞿氏中医眼科的先祖瞿廷益，1811 年出生于永嘉县岩头镇下园村。岩头镇下园村，古名“锦园”，相传唐代先祖因避难由福建迁移至该村隐居。古村坐落于“水秀”“村古”“滩林美”的楠溪江风景区，前邻“七星八斗”的芙蓉村，西有“文房四宝”的苍坡村，南靠“古朴古香”的岩头村，蜿蜒美丽的楠溪江穿流而过。开车从岩头镇向北转，一条不宽的水泥路直通下园村。村庄坐落于群山环抱之中，村后有一座大山叫芙蓉山，传说因芙蓉三峰的倒影投射到山下芙蓉村的墨池中，变成一朵芙蓉花而得名，芙蓉山最高的山峰叫中央岩，邻南面的叫南岩，邻北面的叫北岩，其中以南岩最为出名，相传在宋末元兵入侵，抗元名将陈虞之率 800 余人退守南岩，因弹尽粮绝，陈虞之蒙马眼跳崖自尽，800 余壮士壮烈牺牲。岩下有一座千年古刹叫岩下寺，陈虞之之墓即在岩下寺旁。下园村全村 260 多户，900 多人，清一色瞿姓村民，靠种山种田为生。瞿廷益太公出生时的老屋“树门台”至今尚存。

先祖廷益太公的父亲瞿朝芹、母亲张氏育有四子：廷元，廷和，廷川，廷益。先祖廷益太公字显三，排行第四，生于嘉庆辛未年五月初八寅时（1811），卒于何时不详，太婆杨氏生于嘉庆戊辰年七月二十日戌时（1808），卒于同治丁卯年正月十五日寅时（1867）。据瞿氏宗谱记载：“公，唐进士之苗孙也，少时颇颖悟，惜不得志，未获就业于芸窗，既乃博涉百家诸书，凡君守詹尹之术，无不有以学其学者，遂游四方，广览名山之形胜，层峦之起伏，波流之潆洄，龙脉之清秀，指顾间时有所得焉，且喜与文才学士晋接，辨疑问难，不厌周详，故其识益精，其术益工，而一时豪杰俊伟有过其庐者，余与先生因不嫌谫劣，略书数语，以光宗牒。”先祖年少时聪慧好学，广结良师益友，阅历颇丰，在当地负有盛名，对医卜星相、道家学说颇有造诣。据上辈传闻，先祖青年时上山伐柴，溪中拾得石蟹一枚，石蟹为中药明目退翳要药，于是依照医书配方，制成眼药粉。清代农村医疗落后，患沙眼、角膜血管翳而致失明的患者众多，先祖广施眼药，治好了很多人，于是声名鹊起，从此走上行医之路，但开始行医的确切时间已无从考证。

先祖廷益太公在清道光十八年（1838）离开下园村，全家迁居至乐清市柳市镇丁桥村定居发展。《乐清县卫生志》记载：“瞿廷益，永嘉人，清道光十八年定居柳市丁桥村，专治眼病，子孙继承，丁桥眼科在附近多县最为出名。”育有一子一女，其女嫁当地胡衍福为妻，其子正宽（字崇洪）继承父业，在乐清市柳市镇丁桥村行医，并育有三子：瞿国富（字邦有）、瞿国贵（字邦良）、瞿国荣（字邦华）。国富公二十几岁下海谋生，溺水而亡，国贵公无子嗣，唯一女嫁丁桥智广村，国荣公（祖父瞿华峰先生）秉承祖业，在柳市、湖头一带行医中医眼科，瞿氏眼药即是在国荣公手中得到发展。国荣公育有三子三女，长子瞿昌灏，字崇山，在湖头丁桥村开办“光明眼科诊所”，《乐清县卫生志》将其作为医林人物载入卫生史册，次子瞿昌辉（字鼎中），在翁垟镇行医，三子瞿昌学（字卓仁），在北白象中心卫生院从事中西医眼科 50 余年。

从此，瞿氏中医眼科后继有人，在第五代传人瞿明希、瞿明钱、瞿明光、瞿闻雷、瞿文宇，第六代传人瞿建武、瞿建安、瞿建中、瞿建平、瞿诚、瞿跃，和第七代传人瞿理哲、瞿陈宇等几代人的努力下，瞿氏中医眼科得以发扬光大，其中较有影响力的有：瞿明希，师从缪天荣教授，为乐清市著名眼科中医师；瞿闻雷，曾任北白象中心卫生院院长，浙江省中医药学会眼科专业委员会委员，乐清市中医学会常务理事，1991 年在乐清市率先开展白内障人工晶体植入术，对中医眼科有较深的研究和发展；瞿建武，旅居美国纽约，开设中医眼科诊所，现为纽约市中医药学会常务理事，是第一个携瞿氏中医眼科走出国门的人；瞿建安，曾任柳市镇卫生院湖头分院院长，继承了丁桥眼科祖业；瞿跃，毕业于温州医学院眼科系，澳大利亚墨尔本皇家理工大学博士后，攻读生物分子专业，现于莫纳什大学就职。

据瞿氏宗谱记载，先祖廷益太公仙逝后，安葬在乐清市“磐石新陡门西山”墓地。1991年清明节，第5代子孙瞿明希、瞿明钱、瞿明光、瞿闻雷、瞿文宇及下辈10余人，到磐石西山寻找祖坟。遍寻西山无着。后经当地村民指点，新陡门村有一凤凰山，古墓较多。于是在凤凰山背上发现先祖廷益太公的墓碑。该墓地建于清同治十二年（1873），规模较大，典型的浙南地区椅子坟，坟上方加了一道圈梁，安葬了四位前辈，左侧的两位姓金，先祖廷益太公安葬在右侧。金姓太公可能为岩头村人，生前为先祖廷益太公挚友，死后同葬一墓。先祖廷益太公墓志上刻有清·迪功郎三字。经考证，迪功郎，古代官名，始于宋。据《宋史·职官志八》记载“迪功郎为从九品”“诸州上中下县簿、尉，俱从九品迪功郎”，可见廷益太公生前曾有过空衔的功名。

第二节　瞿华峰

瞿华峰（1874—1960），又名瞿国荣，为乐清瞿氏中医眼科第三代传承人。

祖父瞿华峰出生于乐清市湖头乡丁桥村，幼年时家境贫寒，太祖父瞿正宽从事祖传中医眼科，虽然收入甚微，生计艰难，但培养祖父学医的决心甚大，送他在当地私塾读书，祖父自幼秉承庭训，耳闻目睹百姓患病的痛苦，立志专心学习中医知识。通过几年的私塾学习，文化底蕴有所提高，为后来的学业打下了基础。16岁时，祖父来到温州市府前街一家药店当学徒，当时，一起学习的有周仲吕先生（后为乐清市著名中医），两人同吃同住，一起研究中医药，一起开方学习书法，以至于出师后两人开出的中药处方、笔体相同，很难识别出自何人之手。三年学满，祖父返回丁桥，在柳市包宅一家阮姓医生的诊所里担任坐堂医生，这位阮大夫当年在柳市地区小有名气，内、外、妇、儿、杂病各科患者都有，祖父一边行医，并学习各科知识，一边侧重于眼科外用药物的研究。三年下来，基本功大有长进。祖父留下来的医书，除《黄帝内经》《伤寒论》《金匮要略》《神农本草经》四部经典外，尚有整套精装的《御纂医宗金鉴》和《陈修园医书四十八种》，书中的重点都用毛笔圈圈点点，可见祖父对这两大部古典医书研究的深度，眼科方面有《审视瑶函》《银海精微》《一草亭目科全书·异授眼科》，特别是《异授眼科》中外用眼药配制和应用的注释繁多，可见祖父对外用眼药的制作花了毕生的心血。

祖父育有三子三女，长子瞿崇山秉承祖业，在湖头丁桥村开办“光明眼科诊所”，次子瞿鼎中在翁垟后街开办眼科诊所，三子瞿卓仁则在北白象东头街开办诊所，三位女儿分别嫁到洞头山盘、翁垟地团、温州松台山等地。祖父先后在湖头丁桥、湖头解离、白石南沙岙、翁垟街、洞头北岙山盘、磐石金刚堂、白象东街、白石马道头等地行医三十余年，赢得了数以千计的眼病患者的信赖，亦替三位子代打下了扎实的业务基础。

祖父继承了上辈的中医眼科经验，并通过努力，在此基础上发扬光大，丁桥瞿氏眼药之所以出名与祖父对眼科外用药的研制是分不开的。

祖父对眼药的研制非常讲究，一是选材，二是精心制剂。如炉甘石选轻白者佳，入田泥做成的大窝球中，以大炭烧煅至三炷香尽，色如松花样为度，取出淬入童便中，轻研一遍，取轻清上浮者，炙烘极干，再用三黄汤（黄连、黄柏、羌活、黄芩、炒栀子、防风、木贼草、蝉蜕、白菊花、白芷、苏薄荷、细辛、当归身、川芎、荆芥、大黄、赤芍各等分）煎汁，入煅过炉甘石煮之，煮过晒干，收贮听用。如煅月石，拣大块月色者佳，放火上煅过，去其焦黑的表面，取其白色入药；如制珍珠、琥珀、玛瑙、珊瑚等皆嵌入到生豆腐中，布包线扎后放沸水中煮透，取出研极细末，放舌上试过无渣后贮用。如制地栗粉，取大个荸荠洗净后磨成糊样，用二层白纱布过滤、压净渣滓，淀粉沉淀于水下，倒出清水晒干即成地栗粉。如制白丁香，即麻雀粪，须在端午节午时采集两头尖者用甘草浸一宿，取上浮色白者（下沉黑者不用），晒干，研细收贮。制海螵蛸法，须用大块海螵蛸，取其松软者，用槐花汁煮、晒干研细入药。如制蕤仁，取大粒蕤仁去皮，用多层粗纸压榨出油备用。对石蟹、石燕的制剂更为精细，石蟹、石燕均为退翳膜要药，颗粒太粗，会损伤角膜表层，制剂时需拣大者，放炭火中煅，醋淬7次，研极细末，放舌上试过无渣后方可入药。再如对熊胆的真假区别极为讲究：取清水一碗，上播灰尘，调熊胆汁滴入其上，立见水面上灰尘迅速向外围旋开，露出清水一圈，此即为真熊胆。对冰片的研制亦有好方法：因冰片为龙脑香科植物，龙脑香的树脂加工品是含脂类较高的物质，研细时容易黏成块状和索状，易黏附于研钵的四周和底部，在研制时加适量煅月石，则能防止黏成块状。

祖父嘱咐后辈，研药时要有静室（安静的环境）、静心（专心致志），要用手细研、用心感受，研药时不可与外人说话。

前人谈及，祖父留给后嗣一部瞿氏秘传眼药手抄本，书中记载各类外用眼药的组方、研制、用途等。这些经验方都是祖父在30多年中医眼科医学生涯中积累的宝贵经验，值得后人好好地学习研究，发扬光大。

祖父对内治法也深有研究，对外眼热性眼病中的急性流行性结膜炎（天行赤眼）、聚星障（病毒性角膜炎）、花翳白陷、凝脂翳（化脓性角膜溃疡）、瞳神缩小、瞳神干缺（急性虹膜睫状体炎）等病证经验丰富。

对赤丝虬脉经久不退，伴有便秘溺黄等热闭重症，主张以泻下法为主，药用大黄、玄明粉、郁李仁、火麻仁等泻下或润下，认为与其扬汤止沸，不如釜底抽薪，大承气汤是其常用的方剂。

对暴风客热、天行赤眼、聚星障症（病毒性结膜炎、病毒性角膜炎）初起者主张多属风热不制之病，贵在早治，防其变症，用药善用荆芥、防风、羌活、独活、蔓荆子等辛温解表药，常用羌活胜风汤。

至于角膜炎后遗症，如角膜云翳、宿翳，则重用谷精草、木贼草、鸣蝉衣、青龙衣等加强清肝明目、退翳之效；热病后阴虚，邪热未除者，善用竹叶石膏汤清热养阴；在平肝清热退翳药中，常加青皮、柴胡、郁金，主张肝经受邪，不管早期晚期，必致肝郁，经络壅滞不通，故伍用青皮、柴胡，疏肝解郁，配郁金、活血开郁，每获其效。

祖父治疗眼病注重内外结合，如椒疮症（沙眼），先用光明草（狗尾巴草）摩擦沙眼乳头使之出血，洗净后，点以清凉丹眼药粉，内服清热、凉血、解毒之剂，疗效相得益彰，对严重的内翻倒睫，则采用竹篾片夹烂法来矫正。

第三节　瞿昌灏

瞿昌灏（1895—1955），字崇山，瞿氏第四代传承人。曾在湖头丁桥村开办光明眼科诊所，《乐清县卫生志》将其作为医林人物载入卫生史册。瞿昌灏先生幼承祖业，精心钻研，发掘眼科藏宝，精益求精，医术高超，声誉鹊起，他遵循祖训，积极力行“以医济人，勿以术肥私”之教导，医德高尚，博得社会好评，来诊患者，遍布浙南各地。

第四节　瞿卓仁

先父瞿卓仁（1918—2001），原名瞿昌学，乐清市北白象中心卫生院眼科中医师，从医 60 多年。

瞿卓仁为乐清瞿氏中医眼科第四代传人。兄弟三人，排行第三，自幼命运多舛。10 岁时在柳市湖头村私塾读书，由于家境贫寒，15 岁即停学在湖头前窑药店当学徒，16 岁丧母，开始随父学习中医眼科。20 岁时为逃避国民党抓壮丁，遁入空门，只身逃到温州九山寺出家，历经 12 年，其间到过杭州净寺、乐清智广寺、磐石金刚寺等寺庙，晨钟暮鼓，练就了先父智慧善良的心地与坚韧不拔的意志。青灯古佛旁，除履行日常佛家功课外，遍读中医古典书籍及中医眼科专书。先父对随身所带两本眼科专书《审视瑶函》和《银海精微》熟读精研，对书中记载的《原机启微》19 种病因、《审视瑶函》108 症、《银海精微》的眼科手术都有精辟的见解，特别是对研究病因学的经典篇章《识病辨症详明金玉赋》更是诵背如流，他经常叮嘱我辈从医必须熟记《识病辨症详明金玉赋》，这些教导使我们受益匪浅。由于先父扎实的中医眼科功底，后来在磐石金刚寺修行期间，乐清柳市一带眼科患者一直源源不断。

1949年，先父还俗后在北白象镇东大街开设了光明眼科诊所，由于待人和气，医术高超，来诊的患者遍及永嘉、洞头、乐成、大荆、虹桥等地。1952年，先父同周仲吕、郑景桂、林朝荣等医生联合组织了白象诊所，后改为白象卫生院。1959年公社化开始，由于历史原因，先父被下放到三山乡小港村参加农业劳动。艰苦的日子更是磨炼了他的意志，1960年迁回住地北白象镇前西村，开办农村保健站，为农民看病，深得当地农民爱戴，1962年重新返回白象医院工作，一直到1980年退休。退休后，患者仍旧寻找上门，络绎不绝，先父一直为患者服务到84岁。

先父的人生坎坷曲折，但他对中医眼科事业有一种执着的追求，身处逆境，从不向恶劣环境低头，这种孜孜不倦的精神，值得后人学习。

先父在中医眼科医学上的造诣和成就主要体现在以下几个方面。

1. 中医眼科理论和方药从医60余年，临床以《审视瑶函》和《银海精微》为蓝本，遵循中医《黄帝内经》理论和眼科五轮八廓辨证学说主导眼科临证。

对于外眼病，先父推崇金元四大家寒凉派刘完素，认为"六气皆从火化"，眼病多属热证，用药多主寒凉，如肝火炽盛多用龙胆泻肝汤，心火上亢多用泻心汤，肺火壅盛多用泻肺饮、桑白皮散，胃火上逆多用清脾散、白虎汤。

对于内眼病，先父多主张"阴常不足，阳常有余"，遵循金元四大家之一朱丹溪的养阴派理论，常用方剂有养阴清肺汤、玉女煎、知柏地黄汤、一贯煎等。

先父注重药物的配伍，认为如能配伍得当，就能更好地发挥药效。如金银花配连翘以清热解毒，炒栀子配玄参以清热降火，黄芩配赤芍以平肝和血，钩藤配僵蚕以平肝息风，浙贝母配瓜蒌以清肺化痰，荆芥配防风以疏散头目风邪，青葙子配决明子以清肝明目退翳，白蒺藜配密蒙花以疏风祛翳膜等。

2. 外用眼药的研制先父继承了祖父瞿华峰的瞿氏眼药制作方法，对眼药的制备更加精细。他对眼药的选材非常严格，如熊胆必须放在水面上能旋开灰尘，麝香须用当门子，珍珠必须光泽无孔，炉甘石须煅成松花样，硼砂煅后取雪花白样，而珍珠、玛瑙、珊瑚、琥珀须用豆腐包裹煮沸 3 小时方可研磨，白丁香须端午节采集，地栗粉须选用大个荸荠削皮后磨细而成。总之，各种药物都要上等品种。他工作之余端着研钵，双腿盘坐，闭目研药，一料眼药粉往往都需数天才能研成。对研磨极细的标准是“放在舌上试过无渣”方能应用。先父配制的眼药粉如清凉丹，对热性眼病、急慢性结膜炎、沙眼、睑缘炎等效果很好；止泪散治疗溢泪症，其收敛止泪功能无可比拟；石燕丹对角膜宿翳有明显的退翳效果；八宝眼药治疗老年性的白内障，能减轻晶体混浊程度，增进视力。先父还自创了中西合璧的消炎眼膏，即用磺胺异噁唑、硼砂、冰片研极细末后拌白凡士林配成眼药膏，用于沙眼、慢性结膜炎、睑缘炎、泪囊炎等，疗效显著。这些眼药膏眼药粉虽然现在不再制作，但来询问的患者却仍不断。

3. 手术方法先父深谙中医眼科的钩、割、针、烙之术。常使用光明草摩擦法（见瞿氏家藏经验方）治疗沙眼，光明草即狗尾巴草，顶端有毛刺的部分，消毒后可作为摩擦器械，在新中国成立初期，沙眼病流行，导致并发症发生而致盲的患者很多，用此法确有立竿见影的效果，至今尚有实用价值。对沙眼性倒睫，先父曾用竹篾片夹眼睑加艾灸后坏死脱落以矫正内翻，随着时代的进步，此法由于破坏性大而停止使用。做翼状胬肉切除术，常施以烙法，防止其复发。新中国成立后，随着西医眼科的引进，先父在手术方面逐渐向西医学习转化，曾自制麻醉药品，用普鲁卡因粉加蒸馏水煮沸后作麻醉针剂使用。1955 年温州附一医眼科医疗队丁炳南医师下乡医疗蹲点，先父虚心向其求教，学习西医学的胬肉切除术、内翻矫正术、泪囊摘除术、青光眼手术、白内障囊外摘除术等，在医疗队撤离后，他已经能单独开展白内障囊外摘除术，并逐渐熟练操作。数十年来使数百名白内障患者复明，在当时一个没有西医功底靠自学成才的中医眼科医生，能成功施行青光眼、白内障等三类手术，是需要具备一定胆识与魄力的。

4. 针灸方面先父在治疗中常配合针灸治疗，如遇到急性眼病如急性闭角型青光眼、角膜溃疡、急性虹膜炎等而致头痛者，在服药的同时，常针刺合谷、太阳、百会、攒竹、丝竹空、风池、行间等穴位，采用强刺激手法，往往起到立竿见影的效果；又如针刺行间、涌泉穴能降低眼压，对高眼压性青光眼有效；对于急性结膜炎、多发性麦粒肿则采用耳尖穴放血疗法，以泻其热毒，调节微循环；对于慢性眼病，如青少年假性近视、视神经萎缩、中心视网膜炎、上睑下垂、眼肌麻痹、面瘫等则针药并用、补泻结合，常用穴位有风池、合谷、百会、印堂、球后、攒竹、丝竹空、睛明、瞳子髎、四白、颊车、太阳、下关、内关、手三里、足三里、三阴交、肝俞、肾俞、翳风等，配合中药，疗效相得益彰。

先父笃信佛教，大概是少年出家修行所形成一种根深蒂固的信仰，他乐于助人，特别是对那些山区、老区的贫苦农民，免收诊费药费，并请人家吃饭过夜，这些行为一直坚持到他的晚年。他主张信佛不可迷信，应懂得佛教的宗旨——与人为善，普度众生。他信奉释迦牟尼的一首偈语“佛在灵山莫远求，灵山只在汝心头，人人有个灵山塔，好向灵山塔下修”，佛祖劝人行善，先父将医生救死扶伤的神圣职责作为信佛行善的一种具体行为来实施。

作为一名医生，先父曾多次教导后辈要遵从医生三字经：“健、便、贱”。“健”是指医生本人要有健壮的身体，才能更好地为患者服务。“便”是指给人以方便，患者随到随诊，尽量方便患者，似现代的服务方式“急患者之所急，痛患者之所痛”，心为患者着想。“贱”即医生要放下架子，同患者平等身份，视患者为亲人，才能得到患者的信赖。他勉励子女学习医学知识，要广览群书，博闻强记，对中医古籍、眼科专书及各科医学知识都要掌握，经常写笔记，不断总结经验，要做到“勤笔勉思”。

先父生平勤于学习，善于思考，发现疑难病例，反复研讨，并不断向他人学习，积累经验。一患者患口眼㖞斜，用过针灸、中药及外用鳝鱼血涂抹脸部，就是不愈，先父听说温州市府前街民间医生用草药捣烂外敷太阳穴起疱后面瘫便愈，便多次上门求方，精诚所至，金石为开，终于得到秘方，治好了患者疾病。

先父已经逝去二十余年了，但现在还有许多老患者念叨着他，想买他亲手研制的眼药粉。他的为人、他的医疗技术，老百姓还深深记着！

第五节　瞿明希

瞿明希（1923—1994），第五代传承人。在柳市镇湖头卫生院从事中西医眼科，为乐清市著名眼科中医师。1953 年，瞿明希先生开业的“光明眼科诊所”加入“平安联合诊所”（现在的湖头卫生院）。瞿明希废寝忘食，忙于医务，每天门诊的患者都在百人以上，最高日门诊量达 152 例。求医者慕名而来，不仅有来自温州、台州、丽水等地区，还有外省及港澳同胞。1959 年，瞿明希被温州地委宣传部评为“浙南地区四大名医”之一，并被聘请到温州医学院附属第一医院传授中医眼科临床经验。和他一起从事研究的是中国著名眼科专家缪天荣教授。他受到了缪教授西医眼科学术的影响，根据中西医各自特点兼收并蓄，灵活结合。三年后，瞿明希回到湖头医院，在医余之暇认真钻研眼科技术，学术思想上师古而不泥古，主张古为今用，洋为中用，承先启后。他将中西医眼科诊疗的方法结合起来，为瞿氏中医眼科开创了新道路。

第六节　瞿闻雷

瞿闻雷，瞿氏中医眼科第五代传承人，毕业于浙江中医药大学中医专业，原乐清市第六人民医院（北白象中心卫生院）院长，浙江省中医药学会眼科专业委员会二、三届委员，乐清市中医学会常务理事，乐清市首届“十佳医生”。1971—2011 年在乐清市第六人民医院从事眼科专业，中西医结合眼科及开展白内障、青光眼等显微手术。发表省级论文

11篇及省级学术会议论文17篇，其中《疏肝散结汤对单疱病毒性角膜炎的抗复发作用》获乐清市第三届自然科学论文二等奖。2016年获温州市非物质文化遗产“乐清瞿氏中医眼科”代表性传承人称号。曾师从中国中西医结合眼科专业委员会主任姚芳蔚主任医师。

第三章　学术与临床

第一节　学术思想

一、中西结合，内外兼治

瞿氏中医眼科历代的代表人物均倡导西为中用，重视外用眼药的研究，治疗眼科疾病时，常在内服中药、外用中药眼药及针灸治疗等基础上，配合西药或西医手术治疗，中西合璧，内外兼治，提高疗效，并总结了“中西结合的32字诀”（详上）。

如在诊治眼科急症眼丹（眼睑蜂窝织炎）时，根据病证特点分为风毒束睑证（初发期）、热毒壅盛证（化脓期）、邪入营血证（败血症期）和正虚邪留证（恢复期），制定对应的治则和方药，同时外敷消肿止痛软膏或如意金黄散油膏，每日1次；已成脓者可手术切开，用刮匙刮除多个脓头，引流，每日换药至痊愈；必要时可全身应用足量有效的抗生素。再如治疗上胞下垂（上睑下垂）时，除根据不同临床证型给予内服中药治疗外，对于脾气虚弱证、风痰阻络证之上胞下垂外用起陷膏（见瞿氏家藏经验方）贴敷及针灸治疗；对于先天性上睑下垂则以手术为主，选用提上睑肌缩短术，或额肌悬吊术。又如对于流泪症（泪溢）的治疗，除采用内服中药治疗外，常用0.9%氯化钠溶液冲洗泪道，以观察泪道有无阻塞和阻塞的部位，必要时外滴氯霉素滴眼液、左氧氟沙星滴眼液、托百士滴眼液等抗生素滴眼液。

瞿氏中医眼科不存在中西医门户之见，将中西医各自的优势兼容并蓄，以中西结合、内外兼治之法则治疗眼科疾病，故能在临床不断创新，屡起沉疴。

二、洞察病程，或变或守

瞿氏中医眼科强调根据眼病的发病规律，精察疾病变化，临机应变施治之法。在《黄帝内经》《伤寒杂病论》理论的指导下，瞿氏中医眼科对眼病的证型一般分为动态型和亚动态型（详第一章第二节瞿氏中医眼科的特色）。

例如，瞿氏中医眼科认为视瞻有色为“动态型”眼病，在视瞻有色的分期和治疗中，瞿氏中医眼科认为初期为渗出期，与脾脏关系密切，以四苓散合温胆汤健脾化痰、利水渗湿，消除水肿；中期为吸收期，渗出液有所吸收，浓缩成黄白色点状沉着物于中心凹，为痰瘀互结所致，所用药物为甘露消毒丹，以其清热利湿化痰、加丹参、郁金、山楂以消瘀散结；后期为修复期，视网膜属肝肾，脉络膜属心肾，上述功能的损害与肝肾亏虚、目失濡养有关，治疗上以补益肝肾为主，四物五子汤主之。又如，瞿氏中医眼科将胞睑振跳归为“亚动态型”，临证分为初起和久病二个阶段，初起3个月内围绕气滞、肝热、虚劳三个病因论治，因气滞者以疏肝理气、调和肝脾为主，四逆散加味主之；因肝热者以平肝息风通络为主，泻青丸合导赤散加钩藤、白僵蚕、白蒺藜、全蝎主之；因虚劳者以补益气血，滋养肝肾为主，用金花明目丸内服；久病则以气血受阻为主因，治疗上以养血顺气、疏风通络为主，以当归活血饮减苍术、薄荷，加柴胡、枳实、地龙、丝瓜络、橘络治之，如用上方仍未见效，则改用通脉解痉汤（见瞿氏家藏经验方）以打通阻塞之血管，恢复正常血供，使受损的神经得以恢复。

眼科疾病发病的急缓、病程的长短不同，瞿氏中医眼科对眼病“动态”和“亚动态”的分型方法，传承发展了中医“急则治标，缓则治本”的理念，能更有效地指导治疗方法的选择。

三、整体局部，辨证相合

瞿氏中医眼科指出眼科临证，须“注重整体观念和眼局部辨证的有机结合，才能取得显著的疗效”。在辨证论治时，瞿氏中医眼科常将“整体辨证”和“眼部辨证”相结合，如是，遣方用药更有针对性，也更能直观地观察用药后的机体变化。

如在对消渴目病的治疗上，瞿氏中医眼科通过整体辨证将阴虚燥热证再细分为肺燥上消、胃热中消、肾虚下消三类，相应用消渴目病一号方（见瞿氏家藏经验方）、消渴目病二号方（见瞿氏家藏经验方）及六味地黄汤治之；同时结合眼部辨证进行更有针对性的用药加减，如肾虚下消者，见视网膜点、片状出血色泽鲜红者，属血热血瘀证，加生地黄、赤芍、牡丹皮凉血化瘀，加槐花、侧柏叶、白茅根、小蓟凉血止血；见硬性渗出较多，属血瘀水停，加益母草、车前子、泽兰、旱莲草等行血利水。通过整体辨证与眼部辨证相结合，瞿氏中医眼科进一步认识到，糖尿病引起的全身病变和眼底病变的发病规律是同步的，而且中医阴虚与血瘀的理论是有共性的。

瞿氏中医眼科将整体、眼部辨证相结合的辨证方法，更为科学地运用了中医四诊合参、整体审察、病证结合的诊疗方法，增强了眼病治疗的精确性，对促进中医眼病的科学化、现代化具有较大意义。

四、慢病调体，兼顾通利

眼病有急性者，有慢性者，慢性眼病多为机体气血脏腑功能失调，日久积损而成，往往虚实夹杂。面对慢性眼病错综复杂的病情，瞿氏中医眼科主张以中医整体观为出发点，中医为主，西医为辅，把调节整体脏腑气血与眼部的局部治疗相结合，病情稳定则守法守方，缓治以起沉疴，组方在调体扶正的基础上加入导滞通络、化痰祛瘀之品，以通利目络，扭转病势。例如，对血溢神膏的治疗，瞿氏中医眼科认为本病与心、肝、胆、三焦等脏器功能失调有关。治则从整体观念考虑，以疏肝利胆、通利三焦治其本，活血利水，化瘀散结治其标，治疗关键在于混浊物的溶解与排出，活血利水法能溶解玻璃体内炎性渗出物和血凝块，而疏肝利胆法能促使房水代谢功能增强，有利于代谢产物的排出。再如，瞿氏中医眼科将络瘀暴盲的慢性期分阴虚血瘀、气虚血瘀和气滞血瘀三证，在治疗阴虚、气虚、气滞的基础上，加化痰逐瘀之品，并指出：病变的中后期应守法守方 2 ～ 6 个月甚至 1 年，往往会收到较好的临床疗效。

五、不离治肝，以疏为要

不论目病虚实，多有火炎或瘀滞，瞿氏中医眼科在目病的治疗中尤重疏肝、清肝、养肝之法，肝气条达则气机顺畅，脉络流通，目病之郁、之火、之积、之瘀从而有消散之机，临床善用小柴胡汤、逍遥散或柴胡、青皮、白芍、郁金等疏肝解郁之品以疏通肝经，肝开窍于目，且一身气机有赖于肝之疏泄耳。瞿氏中医眼科代表人物之一瞿华峰在治疗角膜炎后遗症时，如角膜云翳、宿翳，则重用谷精草、木贼草、鸣蝉衣、青龙衣等加强清肝明目退翳之效，肝经受邪，不管早期晚期，必致肝郁，经络壅滞不通，伍用青皮，疏肝解郁，配郁金、活血开郁，每获其效。

瞿氏中医眼科重视治肝的学术思想，在瞿氏家藏验方诸方中亦得以体现，例如，瞿氏在临床实践中发现疏肝解郁能提高机体细胞免疫能力，解毒散结能抑制角膜内激活的单疱病毒，是以创制疏肝散结汤（见瞿氏家藏经验方），以柴胡、川芎、青皮之辛散以调理肝之气血，散郁滞以理肝之用；白芍酸收，平肝之急、敛肝之液、补肝之体；甘草为“肝病实脾”而设，五药配伍，有疏肝解郁的作用。再如，瞿氏指出目劄的主要病因为厥阴风木起，并创制眨目冲剂（见瞿氏家藏经验方），方中蕴含二组调肝中药，是谓黄金搭档，第一组是疏风清热、平肝明目的桑叶、菊花、白蒺藜组合，第二组是镇肝平肝、舒肝息风的天麻、钩藤、石决明组合，眨目冲剂对小儿眨目之肝热肺燥证疗效显著。又如，疏肝利胆、通利三焦、活血利水、化瘀散结的“化瘀汤”；抑肺清肝、凉血化瘀的“白睛溢血方”；平肝安神、凉血止血化瘀的“新制决明丸”；健脾润肺、平肝息风的“健脾疏风汤”；调理气血、解毒散结的“加味芎皮散”等家藏验方，无不蕴含疏肝调肝的治疗思想。

六、传变论治，法于六经

瞿氏中医眼科将伤寒六经原理与眼科实践相结合，从六经传变规律认识眼病的发展变化，对聚星障、目系暴盲等眼病建立了行之有效的眼科六经诊疗方法。例如，瞿氏中医眼科观察到单疱病毒性角膜炎的发病规律及病理变化与《伤寒论》六经辨证中的三阳经传变规律相符，尝将黑睛分为三层：角膜上皮层、前弹力层为黑睛表层，角膜基质层为中层，后弹力层、内皮层为里层，根据单疱病毒性角膜炎感染后角膜病从表到里的临床表现，将本病按六经传变的方式进行分型。当单疱病毒损害黑睛表层，出现点状、树枝状或地图状浸润时，并见恶风发热、头痛鼻塞、肿胀涕泪、脑颠沉重、眉骨酸痛、苔薄白、脉浮数等太阳表证，辨证为太阳经病变，羌活胜风汤主之；当单疱病毒侵害黑睛中层，角膜中央出现圆盘状混浊，兼见口苦、咽干、目眩，胸胁痞满，默默不欲食，舌红苔黄、脉弦数，辨证为少阳经病变，小柴胡汤合五味消毒饮主之；当单疱病毒侵害黑睛里层及前色素膜时，出现角膜内皮水肿，角膜后壁色素沉着，前房积脓，甚则出现虹膜睫状体炎，兼见口苦口干，便秘溲黄，舌红苔黄厚、脉洪或弦数；辨证为阳明经病变，治以清解里热、解毒，白虎汤合五味消毒饮主之。再如，瞿氏中医眼科指出一些络瘀暴盲患者素体阳虚，头目部受冷风吹袭，或大汗当风或酒后当风，复感风寒侵袭，而突发暴盲症，根据《伤寒论》分析为寒邪直中少阴经，以麻黄细辛附子汤主之，疗效颇佳。

七、活用古方，传承创新

瞿氏中医眼科深入研究中医经典名方，临证师古而不泥古，善于妙用古方，积累了诸多卓有成效的古方新用之法，不仅扩大了古方的应用范围，还通过加减化裁，使古方更适用于眼科临床。

如，《金匮要略》麻黄加术汤，瞿氏中医眼科多用于变态反应性眼病，眼睑水肿，目痒甚者加荆芥、防风、紫苏叶。认识与体会：中医认为大多数变态性疾病，多与湿邪有关，“湿为阴邪，易阻遏气机，损伤阳气”“湿性重浊”“湿性黏滞”。湿邪阻于眼表者，多以麻黄加术汤祛之。如过敏性结膜炎、春季卡他性结膜炎、眼睑湿疹，该类眼病的分泌物多呈黏丝状，胶黏而不畅，且多缠绵难愈，病程较长而反复发作，麻黄加术汤重用白术（50 ～ 60 克），目的是加强健脾祛湿，使脾阳振奋，运化有力，湿不能生。

麻杏薏甘加四物汤由《金匮要略》麻杏薏甘汤合四物汤而成，瞿氏中医眼科临床常用于过敏性结膜炎、春季卡他性结膜炎、眼睑湿疹（风湿在于肌肉者）。认识与体会：过敏性结膜炎、春季卡他性结膜炎，其外来的致敏原，属于中医“湿邪”的范畴，当湿邪骤犯结膜时，出现水肿、充血、奇痒，属风湿初犯，用麻黄加术汤加荆芥、防风、紫苏叶，如病期稍长，睑结膜出现滤泡乳头，角巩缘出现堤状隆起，属风湿之邪进入肌肉层，治宜祛风除湿，将湿邪自肌层向表层驱逐出去，用麻杏薏甘加四物汤，祛风行血，以求“治风先治血，血行风自灭”之效，眼睑湿疹、眼睑扁平疣、真菌性睑皮炎，其邪毒深入至肌肉层，出现湿性渗出或干性皮屑剥脱，反复发作，也可用本方，驱逐风湿之邪从肌肉向外而出，湿邪没有了，真菌或病毒就失去了赖以生存的土壤，病也就好转了。

四逆散加味（炙甘草、枳实、柴胡、芍药、葛根、丹参、川芎、白茯苓、白术），瞿氏中医眼科多用于胞轮振跳之肝脾不和证，肝郁化火者加羚羊角、夏枯草、石决明，肝胆火炽者加龙胆草、黄芩、栀子、车前子，肝肾阴虚者加知母、黄柏、熟地黄、枸杞子、山茱萸。认识与体会：四逆散原治阳郁厥逆证，后世都作为调和肝脾的基础方，后世的逍遥散、柴胡疏肝散等，都是由四逆散化裁而来，本方适用于肝脾不和证，其证多由肝气郁结，横逆犯脾；或因脾虚，营血不足，肝失疏泄所致，肝属木、脾属土，木强则侮土，称木横侮土，致脾虚不能运化，四逆散中的柴胡、芍药为肝药，枳实、甘草为脾胃药，四药组合，能疏肝理气、调和脾胃，本方以疏理气机为主，柴胡主升、枳实主降，一升一降、疏理气机；柴胡主出、芍药主入，一出一入，符合气机“升降出入”的生理功能，且甘草健脾和中、调和诸药，芍药配甘草酸甘化阴，缓急解痉，共同体现了肝脾气血同调，疏柔互用，升降并施的功用，眼睑痉挛，多为面神经受损，局部缺血缺氧所致，故在本方的基础上，加白茯苓、白术增强健脾燥湿之效，加葛根、紫丹参、川芎助芍药活血化瘀，引血上行，眼科胞轮振跳证，即现代医学之眼睑痉挛，其病变部位在眼睑，五轮学说认为胞睑属脾，脾主肌肉，肝主筋，筋脉和肌肉的振跳抽搐和肝脾有关，《证治准绳·杂病·目·睥轮振跳》指出本病“乃气分之病，属肝脾二经络牵振之患。人皆呼为风，殊不知血虚而气不顺，非纯风也”，说明本病与血虚气滞血瘀有关，四逆散行气散结，为顺气第一方，清代医家吴谦曰“人以气为本，气和则上下不失其度，运行不停其机，病从何生”，百病生于气，气顺则病自愈。

《伤寒论》芍药甘草附子汤，瞿氏中医眼科临床常用于视网膜静脉阻塞、黄斑湿性变性之脉络膜新生血管。认识与体会：台湾省著名中医倪海厦先生认为，芍药甘草附子汤又名去拐（杖）汤，是治疗下肢静脉曲张或下肢静脉血栓引起的下肢关节、肌肉疼痛和肿胀的一张名方，受倪海厦先生的启发，瞿氏中医眼科将其应用于眼科中静脉阻塞的疾病，如视网膜静脉阻塞、脉络膜新生血管等。视网膜静脉阻塞，其病因有三：①血管壁的改变；②血液流变性的改变；③血流动力学的改变。最常发生阻塞的部位在筛板区和动静脉交叉处。大多为血栓形成所致，这同下肢静脉血栓形成的机制是相同的。因此，瞿氏中医眼科以芍药甘草附子汤为基础方，加凉血止血化瘀药，制订通脉融栓汤和通脉化瘀汤（见瞿氏家藏验方），对视网膜静脉阻塞和脉络膜新生血管同样具有通脉溶栓和通脉化瘀的作用。

《太平惠民和剂局方》升麻葛根汤，瞿氏中医眼科多用于暴风客热、天行赤眼、天行赤眼暴翳等症之邪热内陷，透达不出者，疾病初起风热偏盛，加薄荷、荆芥、蝉蜕、牛蒡子、金银花以增强透疹清热、透邪外出，若因风寒袭表，不能透发，兼见恶寒无汗、鼻塞流清涕、苔薄白者，加防风、荆芥以疏风寒透邪，白睛赤脉深红者，宜加紫草、丹皮、大青叶以凉血解毒。认识与体会：本方是针对麻疹时疫之邪初发，遇外邪袭表，抑遏疹毒外达之机，以致疹发不出或疹出不畅而设立的，眼科的天行赤眼、天行赤眼暴翳症为外感疫疠之气，侵袭白睛，引起暴发，白睛红赤点片出血，或暴赤生翳，常累及双眼，迅速传染，并广泛流行，传染性强，潜伏期多在24小时内，双眼同时或先后发病，经临床观察，天行赤眼、天行赤眼暴翳症都能两眼先后患病，均在1～2天两眼传染，如果单眼感染，且1周内不传染另眼，该病就会迁延难愈，易生变症，因此快速传播两眼，传染越快，恢复越好，是本病的正常病变规律，一旦邪热陷里，不迅速传染另眼者，则为异常，这种病变特征与麻疹症疹发不出或透疹不畅相类似，为此，天行赤眼、天行赤眼暴翳症的临床辨证，增设邪热内陷证，方药以升麻葛根汤为基础方，加菊花、薄荷、蝉蜕、荆芥、牛蒡子，用以升阳透表，驱邪外出。临床验证，在服药2～3剂后，即能转传另眼，并迅速好转。

瞿氏中医眼科在临证时常将《小儿药证直诀》泻青丸与导赤散合用，主要用于小儿眨目、眼睑痉挛、小儿眼直视、风轮疾病等属于肝心二经实热者。认识与体会：钱乙《小儿药证直诀·肝有风》篇中曰："目连札不搐，得心热则搐。治肝，泻青丸；治心，导赤散主之。"又《肝有热》篇中曰："目直视不搐，得心热则搐。治肝，泻青丸；治心，导赤散主之。"又《肝有风甚》篇中曰："凡病或新或久，皆引肝风，风动而止于头目。目属肝，风入于目，上下左右如风吹，不轻不重，儿不能任，故目连札也。若热入于目，牵其筋脉，两眦俱紧，不能转视，故目直也。若得心热则搐，以其子母俱有实热，风火相搏故也。治肝，泻青丸；治心，导赤散主之。"钱氏在上述篇章中提到的目札，即小儿眨目，"搐"即眼部及面部神经抽搐，或眼睑痉挛，"目直"即眼肌麻痹，眼球活动障碍。小儿眨目多属肝风，伴有抽搐，多合并心热，泻青丸合导赤散主之，目直者多为肝热，伴有抽搐，多合并心热，亦可用泻青丸合导赤散主之，临床上的泻青丸与导赤散合用，对小儿眨目、眼睑痉挛、小儿眼直视、风轮疾病等属于肝心二经实热者有临床应用价值。

《续名医类案》一贯煎，瞿氏中医眼科临床主要应用于小儿眨目、干眼症、流行性结角膜炎后遗症及角膜上皮基底膜营养不良等疾病。认识与体会：肝为风木之脏，体阴而用阳，非柔养不能生其体，非疏散不能司其用，一贯煎用生地黄滋阴养血，补益肝肾，内寓滋木涵木之意，当归身、枸杞子养血滋阴柔肝，北沙参、麦冬滋养肺肾，养阴生津，意在佐金平木，扶土制木，佐以少量川楝子，疏肝泄热，理气止痛，复其条达之性，诸药合用，使肝体得养，肝气得舒，则诸症可解，张山雷谓其："为涵养肝肾第一良方，血液不充，经脉窒滞，肝胆不驯，而变生诸症者，皆可用之。苟无停痰积饮，此方最有奇功。"眼科以一贯煎为基本方，治疗各种肝肾阴虚证眼病，例如，小儿眨目属肝肾阴虚证者，临床表现为眼睑频频眨动，结膜轻度充血，用2%荧光素染色角膜上皮有细点状脱失，伴咽干口燥，舌红少苔，脉细数等全身症状，治宜滋养肝肾，以一贯煎加菊花、桑叶、蝉蜕。又如，干眼症属肝肾阴虚者，多见眼内干涩不爽，怕光怕烟尘，白睛淡红，久视易疲劳或伴异物感，裂隙灯下可见黑睛表层细点状或丝状星翳，可伴有口干少津，腰膝酸软，头晕耳鸣，夜寐多梦，舌红苔薄，脉细等全身症状，治以滋养肝肾，用一贯煎加石斛、桑白皮、地骨皮。再如，流行性角结膜炎后期黑睛遗留星翳，此为金克木之候，多为肝肾阴虚，水不涵木，治宜滋水涵木，明目退翳，以一贯煎加白菊花、密蒙花、木贼草。另如，角膜上皮基底膜营养不良，以反复性上皮剥脱、眼部疼痛、刺激症状、暂时性视物模糊为临床特点，裂隙灯下检查见结膜充血，荧光染色见角膜下方上皮显地图样线混浊，全身见头晕耳鸣、腰膝疲软、舌红有裂痕、苔黄、脉细，证属肝肾阴虚，以一贯煎加密蒙花、木贼草、石斛。根据上述眼病分析，凡具有白睛微红，黑睛上皮脱失，荧光素染色阴性，并伴有全身肝肾阴虚证候出现的眼病，多为一贯煎的适应证，临床上一方多用，符合中医学"异病同治"的法则。以一贯煎为基本方，辅以密蒙花、木贼草、白菊花、桑叶、蝉蜕之类，疏散风热、明目退翳，对肝肾阴虚所致的角膜病变确能切中病机。

瞿氏中医眼科常用《医学衷中参西录》玉液汤合生脉饮治疗眼科消渴内障之气阴两虚证，认识与体会：糖尿病性视网膜病变中的气阴两虚证，眼底往往出现视网膜出血点、硬性渗出、棉纯斑并存，丹参、葛根活血化瘀、疏通脉络，有利于出血与硬渗的吸收；鸡内金、山楂消食散结，促使棉纯斑的消融；益母草、泽兰止血化瘀利水，有利于黄斑水肿的吸收。该六味药物可治疗糖尿病性视网膜病变之标证；而黄芪、党参、山药、麦冬、知母、天花粉六味药物大补气阴，可治疗糖尿病性视网膜病变之本证，用五味子者，取其酸收，封关固肾，不使复发。

瞿氏中医眼科临床还常用《温病条辨》三仁汤治疗湿翳症之湿重于热证、云雾移睛之湿热蕴蒸证。认识与体会：三仁汤是治疗玻璃体混浊的主方，尤以混浊物为淡白色或半透明状为宜，这些混浊物多为痰饮湿浊之物，与少阳经络气化阻滞有关，足少阳胆经和手少阳三焦合为一经，其气化一寄于胆中以化水谷，一发于三焦以行腠理。若受湿遏热郁，则三焦之气机不畅，胆中之相火乃炽，以致少阳枢机不利，神膏受灼，混浊生矣。三仁汤之杏仁宣肺，通利上焦，白蔻仁芳香化湿，宣畅中焦；薏苡仁益脾渗湿，疏导下焦。三仁合用，三焦分消。滑石、通草、竹叶利湿清热，使湿浊从下而出，半夏、厚朴化痰行气、散结化湿，由此宣上、畅中、渗下，三焦分消，气畅湿行，三焦通利，玻璃体混浊物自然会慢慢消失了。

《医效秘传》甘露消毒丹，瞿氏中医眼科临床主要应用于湿翳之热重于湿证，及湿热上泛之诸症。认识与体会：甘露消毒丹为治疗湿热证的重要方剂，眼科教科书将其应用于湿翳病之热重于湿证，我们在眼科临床中广泛应用于眼科临床中的湿热证，每多获益，例如，用于睑弦赤烂（溃疡性睑缘炎）湿热偏盛型，其症状为睑缘红赤糜烂，眵泪胶黏，生脓结痂，除去痂皮后可见睫毛根部处出血、出脓，睫毛胶黏成束、乱生或脱落，脱落后不能再生，日久则睫毛稀疏或秃睫，此多为脾胃湿热，复受风邪，风、湿、热三邪合攻于胞睑，风盛则痒、湿盛则烂、热盛则赤，临床辨证以胞睑赤痒、溃烂，泪液胶黏及伴舌质红、苔黄腻，脉濡数或滑数为主，治以清热除湿、祛风止痒，方用甘露消毒丹加金银花、蒲公英、黄柏、栀子以增强清热解毒之力，目痒甚加荆芥、防风以祛风邪。又如，湿泪症，其特征是湿热之邪上泛空窍，泪道肿胀阻塞，患眼流泪，泪水淡黄而胶黏，两眦角微红，泪窍微肿，兼头重目昏、口苦口黏、小便黄赤，舌红苔白腻或黄腻，脉滑细数，此为目窍空虚，湿热之邪上泛空窍，辨证以泪水淡黄胶黏，伴全身湿热证候及舌脉为要点，治以清热利湿止泪，方用甘露消毒丹加减，可酌加木贼、秦皮、夏枯草清热止泪。再如，湿雾证，《目经大成》称为因湿证，该证以眼部胶黏不爽，视物模糊为特点。其特征有三：一是多发于春夏季，阴雨连绵，空气中湿度重，湿热之人易患之。二是患者自述视物模糊不清，用手擦后稍清，俄而模糊。检查眼白睛微赤，黑睛清晰，泪水胶黏，视力正常或轻度下降。眼底检查均正常。三是常伴有头昏或头重如裹，记忆力下降，口黏口苦或大便黏滞，舌红苔黄腻或白腻，脉滑数，此属肝脾湿热熏蒸上泛空窍所致，方药甘露消毒丹加减。又如视瞻有色（中心性浆液性视网膜病变），黄斑部位于视网膜的中央，五脏归属脾土，多由饮食不节或思虑过甚，内伤于脾，脾不健运，水湿上泛，或湿聚为痰，郁遏化热，上扰清窍，或肝肾两亏，精血不足，目失濡养所致，临床分为水湿上泛、痰湿化热和肝肾亏虚三型，甘露消毒丹适用于痰湿化热型，其症状特点为眼底见黄斑水肿及黄白色渗出，脘腹痞满，纳呆呕恶，小便短赤，舌红苔黄腻，脉滑数。“湿”为六淫之一，湿性重浊、黏滞，湿为阴邪，易阻碍气机，损伤阳气。眼部出现的胞睑湿烂、眵泪胶黏、白睛黄浊、黑睛生翳、眼内组织水肿、渗出、灰白混浊，都与湿邪有关。湿热是温病中的特殊病种，由湿邪与热邪二者共同为病，甘露消毒丹是治疗湿热病的首选方剂，王孟英誉之谓“治湿温时疫之主方”。甘露消毒丹的药物组成的含义有三：一是以白蔻仁、藿香、石菖蒲行气化湿，悦脾和中，令气畅通行；而不用二陈、温胆之类祛湿，意在祛湿醒脾，鼓动胃气，达到健脾去湿的目的。二是重用滑石、茵陈、黄芩清利湿热，加木通清热利湿通淋，导湿热从小便而出，使湿热得除。三是用连翘、射干、浙贝母、清热解毒，散结消肿，加薄荷以疏散风热、清利头目，芳香辟秽、化湿和中。纵观全方，利湿清热，两相兼顾，且以芳香行气悦脾，寓气行则湿化之义；佐以解毒利咽，令湿热疫毒俱去，诸症自除，而浙贝母之清热化痰散结，连翘、射干之清热解毒散结功效，有利于眼底病变诸如黄斑水肿、渗出、色素沉着、老年性黄斑变性之硬性渗出、棉绒斑等湿浊产物的溶解和吸收。

如此等等，不一而足。这种传承古方精华，善于创新发展的治学思想和方法，是很值得继承的。

第二节　擅治病种

一、针眼——麦粒肿

【概说】

针眼是指胞睑边缘生疖，形如麦粒，红肿痒痛，易成脓溃破的眼病。又名土疳、土疡，俗名偷针。该病名首见于《证治准绳·杂病》。本病相当于西医学之麦粒肿。如为睑板腺感染称为内麦粒肿，如为睫毛毛囊或其附属腺体睫毛腺（Moll 腺）或睫毛毛囊的皮脂腺（Zeis 腺）感染则称为外麦粒肿，多为金黄色葡萄球菌感染所致。

【诊治特色】

瞿氏中医眼科将本病分为三型。

（一）脾胃伏热证（初期）

症状：初起 1 ～ 2 天，胞睑局限性肿胀，红痒微痛，可扪及硬疖。舌红苔黄，脉浮数。

辨证：此为脾胃素有伏热，热毒初袭胞睑，辨证以胞睑肿胀有红肿热痛及小硬疖为要点。

治则：清泄伏热、凉血散结。

方药：清脾散加减。热甚者加黄连以助泻火之力，风甚者加荆芥、并加重防风剂量，小便短赤者加滑石以清热利水，增强引火下行之效。

（二）热毒壅盛证（化脓期）

症状：胞睑局部红肿灼热，硬疖渐大，疼痛拒按；或白睛红赤肿胀，嵌于睑裂；或口渴喜饮，便秘溲赤；舌红苔黄，脉数。

辨证：此为热毒壅盛，辨证以局部红肿热痛加剧，全身兼见脾胃积热症状为要点。

治则：清热解毒、消肿排脓。

方药：仙方活命饮加减，若出现胞睑焮肿，疼痛加剧，头痛发热恶寒者，为热毒深重，或热入营血（败血症危象），可与犀角地黄汤配伍，以清热解毒、凉血化瘀。

（三）余邪未清或脾虚夹实证（后期）

症状：针眼反复发作，但诸症不重。脾虚者可见面色无华，神倦乏力。舌淡苔薄白，脉细数。

辨证：此为热毒稽留，余邪未清或脾胃虚弱，正气不固，时感外邪。辨证以针眼反复发作为要点。

治则：余邪未清证治以调理气血、清解余毒；脾虚夹实证治以健脾、化痰、散结。

方药：余邪未清证以加味芎皮散（见瞿氏家藏经验方）加减；脾虚夹实证以六君子汤加皂角刺、蒲公英以解毒散结；若热疖小且将溃者，加薏苡仁、紫花地丁、天花粉、桔梗以清热排脓。

外治方法：

1. 外敷消炎镇痛软膏或如意金黄散油膏。

2. 针刺疗法：用三棱针在两耳尖穴刺破放血，挤血 3 ～ 5 滴，间隔 3 ～ 5 天 1 次，共 3 次。以泄热散结，有抗复发作用。

其他疗法：

1. 滴抗生素滴眼液，每日 4 ～ 6 次。或晚上睡前涂抗生素眼药膏。

2. 手术治疗：脓肿形成后，如未溃破或溃破排脓不畅，应切开排脓。内麦粒肿在睑结膜面切开，切口与睑缘垂直，以免过多损伤睑板腺；外麦粒肿在睑皮肤面切开，切口与睑缘平行，如脓肿较大，需放置引流条。

3. 出现感染扩散者，应及早全身使用足量有效的以抑制金黄色葡萄球菌为主的广谱抗生素，同时密切观察病情。

【认识与体会】

麦粒肿，《审视瑶函》称为土疳，其病因为脾胃伏热、血气瘀滞难行。在每年节日后发作较多。初发期宜用清脾散，清脾散以《小儿药证直诀》的泻黄散为基础方，加黄芩、赤芍、枳壳、陈皮、薄荷、升麻而成。该方以生石膏清泻足阳明胃经伏火，黄芩泻上焦火，栀子泻三焦火，使热从小便而出，大剂量防风疏散脾经伏火，合《黄帝内经》“火郁发之”之义；广藿香芳香悦脾、理气和中，陈皮化湿行气；薄荷、升麻疏散风热；赤芍、枳壳行血化瘀、疏理气机；甘草和中泻火，调和诸药。

麦粒肿的热毒壅盛证，类似西医学的化脓期，仙方活命饮是一张清热解毒、消肿排脓的良方，未溃者能促使其溃破，已溃破者能托毒排脓。一般服 3 剂后，疼痛减轻，脓肿变软，或自行溃破，或有利于手术切开后脓液的排出和创口愈合。若出现败血症危象，应全身应用足量有效的抗生素，并严密观察病情的发展。

麦粒肿易反复发作，临床上很多病例一侧眼麦粒肿刚好转，另一侧眼很快又发作，如此数次，或数月时间，连续反复发作，难以治愈。其病因有二：一是余邪未清，二是气血失调。实质上二者之间是互相联系的，余邪未清，客于胞睑，导致局部血流不畅，经络壅滞，病则复生；气血失调，则会导致余邪积留，热结不散，又易复发。因此，在治疗中应两者兼顾，既要调理气血，又要清解余邪，才能根治麦粒肿的复发。

加味芎皮散（见瞿氏家藏经验方）是在《医宗金鉴·眼科心法要诀》土疳条中芎皮散的基础上，加入天花粉、连翘、金银花、贝母、甘草五味药物合成。原方以川芎、青皮调理肝经气血为主，使全身及局部气血流畅，不使壅滞；白菊花疏散风热，轻清上目；加五味清热散结药，如天花粉之清热消肿散结，金银花、连翘之清热解毒散结，贝母之清热化痰散结，甘草调诸药、解百毒为辅；且主药川芎引药上行，至病所为使，共奏调理气血、清除邪热之功。

同时配合三棱针耳尖穴放血疗法，两耳尖穴放血 2 ～ 3 次，既能泄热，又能调理眼部气血，有控制麦粒肿复发的作用。民间有用消毒过的鬃毛探通上下泪点，涌出大量泪水，其作用可能是通过疏通眼部气机、使局部气血流畅，有利于麦粒肿的消散。

【病案举隅】

病例：黄某，女，21岁，乐清县北白象镇人。1985年3月5日初诊。

右眼上胞红肿疼痛2天，曾肌内注射青霉素，口服红霉素片，仍不见效，红肿疼痛症状增剧。诉1984年8月起左眼发作麦粒肿，嗣后每周至半个月两眼交替发作，至今达20余次。

检查：右眼上胞红肿、有灼热感，球结膜充血及水肿，上胞外眦部有硬结如麦粒状隆起，且有黄色脓头。诊断为右眼上麦粒肿。

患者眼上胞红肿疼痛，有硬结如麦粒状，已有脓头而未溃破，兼见形体素盛，脉弦数有力，舌质红，苔黄腻，大便秘结，属针眼积脓未溃，系脾经热毒上攻，气血瘀滞所致。治宜清热解毒、消肿排脓，佐以调气理血之品。方用加味芎皮散：天花粉30克，金银花15克，连翘15克，浙贝母10克，蒲公英30克，菊花6克，甘草3克，川芎5克，青皮5克，2剂。右眼并外敷如意金黄散油膏。

3月7日二诊，服药后右眼上胞脓头已破，有脓液排出，局部红肿减轻，仍用上方2剂，并予以三棱针耳尖穴放血疗法。

3月9日三诊，右眼上胞创口已收，红肿消退，嘱其继服加味芎皮饮7剂。

1987年6月随访，患者诉麦粒肿愈后两年一直未复发。

二、上胞下垂——上睑下垂

【概说】

上胞下垂是指上胞乏力，不能升举，掩盖部分或全部瞳神而影响视物的眼病。又名睢目、侵风、眼睑垂缓、胞垂，严重者称睑废。以“睢目”之名首载于《诸病源候论》。有先天性和后天性两种，可单眼或两眼发病，类似西医学的上睑下垂。先天性上睑下垂是因为动眼神经麻痹或提上睑肌发育不良，后天性上睑下垂的原因有动眼神经麻痹、提上睑肌损伤、交感神经疾患、重症肌无力及机械性的开睑运动障碍（如上睑的炎性水肿或新生物）等。

【诊治特色】

瞿氏中医眼科认为本病的病因病机主要有三点：一是先天禀赋不足，命门火衰，脾阳不足，睑肌发育不良，胞睑乏力而不能升举；二是脾虚中气不足，清阳不升，筋肉失养，眼肌无力，上睑无力提举；三是脾蓄痰涎，外感风邪，或外伤经络，致风痰阻滞经络，眼带失养。从而将本病分为以下三证。

（一）先天不足证（先天性上睑下垂）

症状：自幼双眼上胞下垂，无力抬举，明显睑裂变窄，视物时昂首举额，扬眉张口，或以手提起上睑方能视物，全身伴有疲乏无力，面色无华，畏寒肢冷，小便清长。舌质暗，苔薄，脉沉细。

辨证：此为先天禀赋不足，与生俱来，辨证以出生后即双眼罹患上胞下垂为要点。

治则：温肾健脾。

方药：右归丸加减。若疲惫乏力，面色无华，可加党参、白术、黄芪、鹿角胶以益气升阳，补精益髓。或用金匮肾气丸。

（二）脾虚气弱证（类似重症肌无力型）

症状：上睑提举无力，掩及瞳神，晨起或休息后减轻，午后或劳累后加重，作受累眼反复运动，如闭眼睁眼可出现暂时性瘫痪，新斯的明针肌内注射，症状明显缓解。全身伴有神疲乏力，食欲不振，甚至吞咽困难等，舌淡苔薄脉弱。

辨证：此为脾虚气弱，中气下陷，清阳不得上升。辨证以午后或劳累后各症加重为要点。

治则：补气、升阳、举陷。

方药：补中益气汤加减。方中重用黄芪以增强升阳益气之功；脾阳不振者加山药、莲子肉、砂仁以益气、温中、健脾；肾阳不振者加仙灵脾、巴戟天、肉苁蓉、菟丝子以温补肾阳，或用参芪归络汤加减。

（三）风痰阻络证（类似眶上裂综合征）

症状：有外伤史或眼肌麻痹史。上胞下垂骤然发生，目偏视，眼珠转动不灵，视一为二，或头晕恶心，泛吐痰涎。舌苔厚腻，脉弦滑。

辨证：此为脾蓄痰涎，外感风邪，或外伤经络，致风痰阻滞经络，眼带失养。辨证以突发上睑下垂，眼珠转动不灵，目偏视等，以及全身症状为要点。

治则：祛风、化痰、通络。

方药：通滞活络汤（见瞿氏家藏经验方）和参芪归络汤二方交替服用。若头晕，泛吐痰涎者加全蝎、竹沥以祛风化痰。通滞活络汤对水平肌麻痹有效，参芪归络汤对垂直肌麻痹有效。

外治方法：

1. 外用起陷膏（见瞿氏家藏经验方）贴敷，每晚 1 次，治疗脾气虚弱证、风痰阻络证之上胞下垂。

2. 针灸治疗：每日或隔日 1 次，10 次为 1 个疗程。

①脾气虚弱证：针足三里、三阴交、阳白；灸神阙、气海、百会，用补法。

②风痰阻络证：针风池、丰隆、太冲、申脉以祛风化痰通络。

3. 手术治疗：先天性上睑下垂以手术为主，可选用提上睑肌缩短术，或额肌悬吊术。后天性上睑下垂，由于神经系统疾病或其他眼部及全身性疾病所致的上睑下垂，应在进行病因治疗和药物治疗无效后再考虑手术。

【认识和体会】

风痰阻络证，类似眶上裂综合征。眶上裂，位于眼眶视神经的外侧，在眶上壁和眶外壁的交界处，由蝶骨大小翼组成。由此使颅中窝与眼眶相沟通，眶上裂的后端与眶下裂相汇合。第 3、第 4、第 6 对脑神经及第 5 对脑神经的眼支、眼上静脉、脑膜中动脉的眶支和交感神经等都穿过此裂。因此，凡眶内病变累及眶上裂，即可出现眶上裂综合征。其病因常见于炎症、肿瘤、出血和眼眶外伤。本小节“病案举隅”中的病例 2，即系外伤性颧骨骨折，引起水肿和出血，压迫眶上裂，损伤眼外肌及其所支配的神经，继而出现眼睑下垂、眼球运动障碍和眼部知觉障碍。

瞿氏中医眼科从中医治疗上睑下垂和眼肌麻痹的经验入手，认为该病的病因为外伤所致，且病期达 1 个月，用药较多，导致气血亏虚，邪入经络，血行受阻，舌苔脉象已相印证。治疗原则以益气活血、祛风通络为主，佐以化痰。用治疗上睑下垂的效方参芪归络汤应对动眼神经麻痹和垂直肌麻痹，用治疗眼肌麻痹的效方通滞活络汤应对水平肌麻痹，二方合用，恰好解决了眶上裂综合征的肌群麻痹问题。

参芪归络汤由人参（党参 15 克代替）、黄芪 15 克、当归 12 克、陈皮 5 克、橘络 3 克、丝瓜络 15 克、羌活 5 克、防风 5 克、蔓荆子 15 克组成，具有益气、祛风、通络的功能，主治上睑下垂、重症肌无力和垂直肌麻痹。方中党参、黄芪健脾益气，脾气足则气血运行有力，当归补血活血，加陈皮行气而通滞；橘络、丝瓜络清热化痰、宣通经络；羌活、防风二者均能搜风燥湿；蔓荆子升阳举陷，引诸药入阳明胃经。陆南山在《眼科临证录》重症肌无力篇中指出：此病为脾气不荣，气血受阻。“欲求此病痊可，必须健脾益气，佐以活血、祛风、通络之剂，庶可见效”，临床用之，确有良效。

通滞活络汤具有祛风、活血、通络的功能。主治眼肌麻痹之风痰阻络证引起的水平肌麻痹。本方以防风、羌活祛风，当归、川芎、赤芍活血通滞，调理血道，配以二络（丝瓜络、橘络）清热、理气、化痰通络，二藤（络石藤、海风藤）舒筋活血搜风通络，二枝（桑枝、桂枝）透达营卫、温经通络，共同达到疏通经络的目的。眼肌麻痹，认为该病多因邪入经络，血行受阻引起，其发病与痰阻、气滞、血瘀相关，治疗原则以祛风、活血、化痰、通络为主，目的在于祛邪通络，使气血运行复常。通滞活络汤是以陆南山《眼科临证录》通滞汤为基本方，在原方中加入桂枝 6 克，重点加强通络的效果，临床观察桂枝用量至 6 克时疗效最佳。

通滞活络汤与参芪归络汤二方配合轮流用药，对垂直肌麻痹和水平肌麻痹有协同作用。

【病案举隅】

病例1重症肌无力：钱某，女，13岁，永嘉县瓯北街道人。2017年12月12日初诊。

家属代诉患者两眼上睑下垂，提举无力已3年，上午较轻，午后或劳累后加重。父母无近亲婚姻史及家属无类似病史。经温州医院诊断为两眼重症肌无力。服西药效果不著，转而要求中医治疗。

检查：两眼上睑下垂，提举无力，常仰头视物，右眼较重。全身神疲乏力，食欲不振。舌淡苔白，脉弱。

此为脾虚气弱，中气下陷，清阳不得上升。治宜补气、升阳、举陷。方用补中益气汤化裁：黄芪30克、甘草10克、党参12克、当归8克、陈皮6克、升麻6克、柴胡6克、白术10克、枳壳6克、丝瓜络10克、橘络5克，15剂。

12月30日二诊，自诉服药后无明显反应。因患者为学生，为不耽误功课，要求带药1个月，改为补中益气汤颗粒剂。

2018年2月3日三诊，两眼张开已等大，开睑时无抬起额肌，但睑裂尚小。继服补中益气汤颗粒剂30剂。并嘱咐患者应服药半年以上。

10月9日，患者诉已服药7个半月，上睑下垂症状已消失，但疲劳后偶有出现。

本例治疗始终都是用补中益气汤，该方的核心是黄芪配甘草，方中重用黄芪以提升中气，剂量30～60克，配炙甘草15克，其他药物的剂量也应相应地增加。上胞下垂，脾胃之中气虚弱，清阳不升，浊阴不降，致气机阻滞不畅，故在此方基础上加枳壳，以疏理气机，用升麻、柴胡升举清阳，以枳壳行气而下降浊阴，达到上下贯通“一气周流”的目的。上胞下垂，经络阻滞，上举无力，加丝瓜络、橘络以清热化痰、理气通络。

病例2眶上裂综合征：陈某，男，40岁，乐清市白石镇合湖村人。

2012年2月28日初诊。

主诉1个月前出车祸，右侧头部严重撞伤，颧骨下皮肤裂伤缝合10余针。3天后右眼上睑下垂，眼球运动障碍。经上海某大医院磁共振检查，诊断为右眼眶上裂综合征。用过甘露醇、抗生素、激素、樟柳碱针颞侧注射，银杏叶、地巴唑、弥可保、维生素B_1等口服。住院治疗20天，症状无改善，返家后来院要求中医药治疗。

检查：右眼上睑下垂，强行睁眼时睑裂开大1mm，眼球上转、下转、外转均不能运动，内转约15°，上额皮肤麻木。角膜清晰，瞳孔直径约5mm，光反射迟钝。眼底见视盘充盈，视网膜血管正常，黄斑中心凹发光可见。右眼视力1.0。舌淡苔薄白，脉细弱。

此属血气亏虚，邪入经络，血行受阻。治宜健脾益气，活血通络。方用参芪归络汤：党参15克、黄芪15克、当归12克、陈皮5克、橘络3克、丝瓜络15克、羌活5克、防风5克、蔓荆子15克，7剂。

3月6日复诊，右睑裂开大2mm，余未见改善。方用参芪归络汤和通滞活络汤各10剂。早晚各1剂。至2012年3月16日，右眼睑裂开大4mm，内转幅度增大约20°，但上下外三个方位尚不能活动。继续交替服药，至3月25日，上睑开大6mm，能自主开合。服至2012年4月8日，右眼4个方位转动均已灵活自如，上睑能自主开合，瞳孔恢复如常。2012年4月16日，继服参芪归络汤14剂，以资巩固疗效。2012年12月27日随访，视力1.2，眼睑开合、眼球活动均已正常，病告愈。本案例共服中药56剂，其中参芪归络汤36剂，通滞活络汤20剂。

三、胞轮振跳——眼睑痉挛

【概说】

胞轮振跳是指胞睑不由自主地牵拽跳动的眼病。又名目瞤、睥轮振跳，俗称眼皮跳。病名首见于《眼科菁华录》，常见于成年人，上下胞睑均可发生，可单眼或双眼发病。类似西医的眼轮匝肌及面神经痉挛引起的眼睑痉挛，多由面神经病变引起。

【诊治特色】

瞿氏中医眼科根据本病的形成和机制分为以下四证。

（一）肝脾不和证

症状：胞睑跳动不休，或牵拽颜面及口角抽动。伴有情志抑郁，急躁易怒，食欲下降或腹部不适，腹泻腹胀，恶心呕吐感。

辨证：此为木旺侮土，肝脾不和证。辨证以胞睑频频跳动，胁肋胀闷，脘腹胀痛，脉弦为辨证要点。

治则：透邪解郁、疏肝理脾。

方药：四逆散加减方。脾虚湿重者加茯苓、白术，血虚有瘀血者加紫丹参、葛根、川芎。

（二）气血不足、肝肾亏虚证

症状：初起胞睑偶尔跳动，时疏时频，不能自控。在过劳、久视、睡眠不足时跳动更加频繁，稍事休息后症状可减轻或消失。可伴心烦眠差，怔忡健忘，食少体倦。舌质淡，脉细弱。

辨证：此为气血耗损，血虚眼睑筋肉失养而拘挛。辨证以患病初起、体弱或劳累后胞睑振跳加重及全身气血亏虚症状为要点。

治则：补益气血、滋养肝肾。

方药：金花明目丸或八珍汤加减。

（三）肝热生风证

症状：胞睑振跳，不能自主，情绪激动时加剧，伴口苦咽干，烦躁易怒，手足抽搐。舌红而干，脉弦数。此为肝热积盛，热极生风，致胞睑瞤动。

辨证：以胞睑跳动及全身肝热症状为要点。

治则：清肝泻火、息风解痉。

方药：泻青丸合导赤散。抽搐严重者加钩藤、白僵蚕、白蒺藜、全蝎以息风通络。

（四）血虚生风证

症状：日久胞睑振跳加重，可牵拽颜面或嘴角抽动，严重者患侧颜面肌肉阵挛性强直性抽搐，伴头晕目眩，面色少华。舌质淡红，苔薄，脉弦细。

辨证：此为肝脾气血亏虚，虚风上扰头目。辨证以胞睑振跳日久，颜面及嘴角肌肉阵挛性抽搐，结合全身及舌脉表现为要。

治则：养血息风。

方药：当归活血饮加减。肝脾血虚日久，出现心悸失眠，怔忡健忘者加酸枣仁、龙齿以安神；久病入络者加全蝎、地龙、蝉蜕以搜剔通络。

外治方法：

1. 针灸治疗：攒竹、头维、四白、三阴交、血海、丝竹空、足三里，补法，每日或隔日 1 次，10 次为一个疗程。

2. 用新鲜薄荷叶频擦眼睑周围皮肤，或眼睑抽搐部位，日 3 ～ 5 次。

【认识与体会】

胞轮振跳，轻则胞睑肌肉频频跳动，重则胞睑、颜面肌肉及嘴角阵挛性抽搐，不能松弛。

西医称为眼睑痉挛，是指眼轮匝肌的痉挛性收缩。眼睑周围分布着环形的眼轮匝肌，受面神经的支配，面神经的颞支和颧支分别支配着眼轮匝肌的上部和下部，司眼球之闭合。一旦面神经受损，局部缺血缺氧，就会引起眼睑痉挛。由于病因不明，治疗上颇为棘手。

瞿氏中医眼科将本病分为初起和久病两个阶段。

1. 初起：初起 3 个月内，病因有三：因气滞，因肝热，因虚劳。因肝郁气滞，临证较多见，眼睑频频跳动，不能自主，情绪激动时加剧，烦躁易怒，伴有胁肋胀闷，脘腹胀痛，脉弦等，治疗上以疏肝理气、调和肝脾为主，四逆散加味主之。因肝热，部分患者属肝热生风，眼睑频频跳动，不能自主，伴有口苦咽干，烦躁易怒，或手足抽搐。《小儿药证直诀》指出肝热抽搐、肝有风、肝有热、肝有风甚证治疗上以平肝息风通络为主，泻青丸合导赤散加钩藤、白僵蚕、白蒺藜、全蝎主之。因虚劳，初起胞睑偶尔跳动，时疏时频，不能自控，在过劳、久视、睡眠不足时跳动更加频繁，稍事休息后症状可减轻或消失。此属气血不调、肝肾亏虚，治疗上以补益气血，滋养肝肾为主，用金花明目丸内服，效果显著。

以上三证均为本病初期之虚证与实证，临证应加以区别。

2. 久病：若本病失于治疗或治疗不当，久则病邪入络，出现患侧眼睑、颜面、嘴角等肌肉阵挛性抽搐，中医认为肝脾血虚，久而生风，虚风上扰头目，再加久病致瘀，久病入络，故而出现严重的面神经抽搐，治疗上以养血顺气、疏风通络为主。明代《证治准绳》就指出本病“乃气分之病，属肝脾二经络牵振之患。人皆呼之为风，殊不知血虚而气不顺，非纯风也”，并指出“久而不治为牵吊，甚则为败坏之病也”，说明王肯堂早就认识到本病的主要病因是“血虚”和“气不顺”，与气血受阻有关。并以当归活血饮为主方治疗。此方共 10 味药，其中熟地黄、当归身、白芍、川芎为四物汤，补血虚，黄芪补气，苍术、甘草健脾燥湿和中，羌活、防风、薄荷祛风散邪。但这张方子里面没有治疗“气不顺”的药。故在原方的基础上减苍术、薄荷，加柴胡、枳实、地龙、丝瓜络、橘络。是方以地、芍、归、芎四物养血活血；黄芪补气；柴胡、枳实、芍药、甘草四逆散疏肝行气理脾；羌活、防风疏风去邪；丝瓜络、橘络化痰通络，地龙性走窜，善于通行经络，对气滞血瘀，经络不利之症，临证应用有效。

如用上方仍未见效，则改用通脉解痉汤（见瞿氏家藏经验方），即《伤寒论》的芍药甘草附子汤加葛根、黄芩、橘络、丝瓜络、海风藤、络石藤。方中大剂量白芍能滋阴收敛，软化血管。赤芍凉血活血散瘀，大剂量赤芍能化瘀溶栓。大剂量炙甘草能强心阳，增强心脏的动力。附子扶阳温阳，能在血管内产生热能，促使血流加快。葛根要重用，最多剂量为 30 ～ 60 克，葛根的药性是往上升，葛根能提升津液到颈项部及以上。并且葛根有较强的活血化瘀作用。附子性大热，久服恐会导致郁热，故加黄芩以制约附子。加橘络、丝瓜络、海风藤、络石藤，则有利于祛风化痰通络。有学者认为，眼睑痉挛是面神经受损，血管阻塞，局部血管缺血缺氧，而导致眼睑痉挛。上方恰能溶化血栓，打通阻塞之血管，恢复正常血供，使受损的神经得以恢复。

【病案举隅】

病例1：蒋某，男，52岁，永嘉县沙头镇人。2011年9月8日初诊。

自诉左眼皮不由自主地跳动，1周前因家庭琐事，与妻子争吵，心情烦躁，加饮食失调，腹部胀闷不适。继而出现左眼睑频频跳动，不能控制。

检查：左眼睑肉眼可见阵发性痉挛。舌淡暗苔白腻，脉弦细。

证属肝脾不和，木旺侮土。治宜疏肝理脾、活血解郁。方用四逆散加味：柴胡10克、枳实10克、白芍12克、甘草6克、葛根30克、丹参20克、川芎10克、白茯苓15克、白术12克，7剂。

2012年1月电话随访，患者诉服7剂中药后即痊愈了，至今一直未发。

病例2：徐某，女，62岁，乐清市北白象镇三山人。2013年8月7日初诊。

诉右眼皮频频跳动，牵及颜面和嘴角肌肉抽动，已有3年。开始仅眼皮跳，以后逐渐加重，出现面部肌肉痉挛性抽搐。服过苯妥英钠、卡马西平、弥可保、维生素B_1，稍有减轻，但时常反复。

患者年老体衰，面色无华，舌淡苔薄，脉细弦。证属肝脾气血亏虚，久而生风。治宜养血息风。方用当归活血饮：熟地黄15克、当归12克、白芍12克、川芎6克、黄芪30克、甘草6克、柴胡10克、枳实10克、羌活6克、防风6克、丝瓜络15克、橘络6克、地龙10克，15剂。

二诊，诉精神和体质均有好转，右眼皮跳动和颜面肌肉抽搐均有减轻，继服原方15剂。

三诊，诉面部肌肉抽搐明显减少，原方改柴胡、枳实为各6克，续服15剂。

2014年1月电话随访，患者诉服完药后症状明显改善，自行按原方继续服药2个月，现在劳累时或饮用刺激性食品后偶有轻度发作。

四、目劄——眨眼症

【概说】

目劄是以胞睑频频眨动为主要临床特征的眼病，又名儿童眨目。该病最早见于《审视瑶函·目劄》，以小儿患者为多见。大多数伴有眨眼、搐鼻、张嘴弄舌、干咳、咬甲、摇头、耸肩、缩腹，以及性格烦躁、手脚喜动、注意力不集中等全身表现。眨目往往是抽动症患病的初始阶段。通常先出现在头面部，以后逐渐向颈部、胸部、腹部发展。

该病除眼部表现有结膜炎、沙眼、倒睫、角膜上皮点状缺损、屈光不正等症状外，尚有先天因素、心理行为、铅中毒、肠道蛔虫、维生素A缺乏等，目前病因尚未明确。

【诊治特色】

瞿氏中医眼科认为本病有虚有实或虚实夹杂，病因病机主要有以下四点：一是肝心二经热火积盛，热极生风，致胞睑眨动；二是燥邪犯肺伤津，肺燥肝旺，目珠失润；三是饮食不节，脾胃受损，脾虚肝旺，气血津液不能濡养目珠；四是肝肾阴亏，虚火上炎，泪为肝液，生化乏源，更因虚火灼煎，津液不足以润泽目珠。由此将本病分为四个证型。

（一）肝热生风证（实证）

症状：胞睑频频眨动，不能自主，情绪激动时加剧，患儿面色焦黄，伴口苦咽干，烦躁易怒，手足抽搐，小便黄赤、大便秘结。舌绛而干，脉弦数。

辨证：此为肝热积盛，心火炎上，热极生风，致胞睑眨动。辨证以胞睑频眨及全身肝热症状为要点。或久服平肝息风、清肺润燥药不效，兼见上述症状者可考虑为此证。

治疗：清肝、泻火、息风。

方药：泻青丸合导赤散。抽搐严重者加钩藤、白僵蚕、白蒺藜、全蝎以息风通络。

（二）肝旺肺燥证（虚实夹杂证）

症状：胞睑频频眨动，眼干涩不适，白睛微红，咽干鼻燥，便秘，多伴有搐鼻、抽嘴、干咳、咬甲、耸肩、摆头、缩腹、手足多动等全身多动症状。舌红苔黄，脉弦细。

辨证：本证白睛干燥，咽鼻干燥，干咳，面部皮肤花斑，多为肺燥之象；眨目、搐鼻、抽嘴、耸肩、摆头、手足多动多为肝风内动之征。辨证以眨目伴全身肺燥肝风内动症状为要点。临床分轻、中、重三型，仅有眨目、搐鼻症状者属于轻型，再加上抽嘴、干咳、咬甲属于中型，如果眨眼、搐鼻、张嘴弄舌、干咳、咬甲、摇头、耸肩、缩腹，以及性格烦躁、手脚喜动、注意力不集中等症状俱有，则属于重型。

治则：平肝息风、清肺润燥。

方药：根据症状分轻、中、重三型，分别用眨目冲剂、眨目 2 号方、眨目 3 号方（见瞿氏家藏经验方）分型治疗。

（三）肝热脾虚证（虚实夹杂）

症状：胞睑频频眨动，眼轻度痒涩不舒，畏光，常喜揉眼，或见黑睛生翳，多饮食偏嗜，纳差形瘦，烦躁不宁。舌淡苔薄，脉细数。

辨证：此为脾虚气血津液不足，肝旺火灼，耗伤津液。辨证以频频眨目伴全身脾虚肝旺症状为要点。

治则：健脾、平肝、疏风。

方药：健脾疏风汤（见瞿氏家藏经验方）加减，有黑睛细点状星翳者加白菊花、桑叶、蝉蜕以疏风退翳。

（四）肝肾阴虚证（虚证）

症状：胞睑频频眨动，眼干涩痛，白睛微红，黑睛生星翳，2% 荧光素染色见黑睛表面点状脱失，兼见咽干口燥，耳鸣健忘，失眠多梦，五心烦热。舌红少津，脉细数。

辨证：此为肝肾阴虚，津液不足，黑睛失却润养。辨证以眨目、黑睛星翳及全身肝肾阴虚症状为要点。

治则：滋养肝肾。

方药：一贯煎加减。黑睛有星翳者加桑叶、白菊花、蝉蜕以祛风明目退翳。

外治方法：可用润舒、泪然、玻璃酸钠等人工泪液滴眼，若有黑睛星翳者，同时应用抗生素滴眼液滴眼，晚上睡觉时涂维生素A棕榈酸眼用凝胶。

【认识与体会】

目劄，多见于偏食、挑食、面色萎黄、易烦躁的儿童，瞿氏中医眼科将其分为上述四型，兹结合我们体会，进一步分析如下。

第一型：肝热生风证。肝热积盛，心火炎上，热极生风，致胞睑眨动。钱仲阳的《小儿药证直诀·肝有风甚》篇中说："凡病或新或久，皆引肝风，风动而止于头目。目属肝，风入于目，上下左右如风吹，不轻不重，儿不能任，故目连札也。若热入于目，牵其筋脉，两眦俱紧，不能转视，故目直也。若得心热则搐，以其子母俱有实热，风火相搏故也。治肝，泻青丸；治心，导赤散主之。"

第二型：肝旺肺燥证。临床以本证为多见。我们观察，这类患儿大都有偏食糖类食物的习惯，常有风和燥的二重表现：频频眨目、搐鼻挖鼻、抽嘴弄舌、摆头耸肩、手足多动等症，属肝热生风。风性主动，"动"是指风邪致病具有动摇不定的特点。临床所见的震颤、抽搐、烦躁、多动等多属于风的病变，而燥的表现则为患儿面部皮肤干燥出现面色萎黄，鼻内干燥则会频频挖鼻，咽喉干燥则出现干咳，眼内干燥则出现白睛干涩而眨目。中医认为白睛属肺，"肺主皮毛""肺开窍于鼻""肺主声"，这类燥症应属肺有伏火郁热，津伤阴亏之候。本证肺经燥热和肝风内动，导致头面部腺体分泌抑制和神经肌肉的兴奋性增高，是否与神经与内分泌失调有关？其病理变化过程符合《目经大成》"盖足太阴、厥阴荣卫不调，不调则郁，久郁生风，久风变热而致"的病因病机辨证。

第三型：肝热脾虚证。中医认为系小儿饮食不调，脾胃不运而引起。小儿脾常不足，肝常有余，脾乃后天之本。若小儿食少、面黄消瘦，烦躁不宁，舌苔微黄带腻，多为脾虚生湿热，土虚木旺。脾虚导致肝热，肝主目、肝主风，肝热化风，常致目眨。

第四型：肝肾阴虚证。临床较少见，主要表现为胞睑频频眨动，眼干涩痛，白睛微红，黑睛生星翳，2% 荧光素染色见黑睛表面点状脱失，兼见咽干口燥，耳鸣健忘，失眠多梦，五心烦热。舌红少津，脉细数。此为肝肾阴虚，津液不足，黑睛失却润养所致，治疗以滋养肝肾为主。

【病案举隅】

病例 1： 董某，男，8 岁，洞头区大门镇人。1998 年 6 月 7 日初诊。

家属代诉患儿两眼频频眨动，伴搐鼻、抽嘴、手足多动，夜眠不安，纳差厌食半年。在当地医院服过中药、针灸、两耳穴贴王不留行籽，稍好转而复发。

患儿频频眨目，面黄体瘦，揉鼻咬甲，烦躁不安。舌淡苔薄，脉细数。证属脾虚肝旺。治宜健脾平肝息风。方用健脾疏风汤：太子参 10 克、黄芪 10 克、炒白术 10 克、山药 10 克、甘草 5 克、蒺藜 10 克、菊花 6 克、桑叶 6 克、当归 6 克、枸杞子 10 克、柏子仁 6 克、冬瓜子 10 克，15 剂。

6 月 24 日二诊，患者眨目次数减少，家属诉患儿食欲增强，睡眠状况改善。药已中的，继服原方 15 剂。

7 月 11 日三诊，患儿眨目、搐鼻、抽嘴、多动等症状均已消失，饮食正常，体重有增加。带参苓白术丸 6 瓶，每服 6 克，一日 3 次。以资巩固。

病例 2： 王某，男，9 岁，河北省保定市徐水区人。2021 年 10 月 4 日初诊。

其母代诉，从 2016 年开始发病，开始是单纯性眨目，当地医院按结膜炎治疗，以后逐渐出现搐鼻、嘴角抽动、干咳、摆头、耸肩、缩腹、注意力不集中、手足多动等，已 5 年。曾在北京儿童医院、保定市中医院诊断为抽动症，扎过针、服过中药，背部贴过镇静贴，但都不能根治。

检查：两眼频频眨动，白睛干燥、鼻咽部干燥、脸部皮肤有花斑。验光：右眼 –1.75，左眼散光 –0.50。患者伴搐鼻、嘴角抽动、干咳、摆头、耸肩、缩腹、脾气烦躁等证候。舌红苔薄黄、脉弦细。

证属肝旺肺燥证之重度，治宜平肝息风、清肺润燥、健脾利湿。方用眨目3号方：钩藤10克、僵蚕10克、石决明20克、全蝎3克、天麻10克、珍珠母20克、龙齿20克、北沙参10克、生地黄10克、白芍10克、白茯苓10克、薏苡仁15克、炙甘草3克，15剂，患者带药回家。

10月16日二诊，来电：中药已服12剂，诸症好转。要求其继续服原方15剂。

10月31日三诊，已服药30剂，耸肩、摆头、缩腹已停止，眨目、嘴角抽搐症状减轻。继服原方15剂。

12月18日四诊，其母诉三诊的15剂中药服完后眼睛基本不眨了，停药1个月后症状又发作，但没以前严重。按原方再服15剂。

2022年1月18日又来电说小孩眨目已愈，但近半月来胃口不好，厌食，易出汗，脸皮肤有点黄，舌淡红苔白腻。属肝热脾虚证。改方为健脾疏风汤15剂。嘱其今后每年正月初五、端午节、中秋节三个节日，各服眨目3号方7～15剂，一直到15岁，以预防复发。

病例3：黄某，男，13岁，在校学生。2004年2月16日初诊。

主诉双眼频频眨目1年，伴有抽嘴、搐鼻、干咳、摆头耸肩、手足多动等一系列全身症状。家长在外地经商，带患儿在沪、杭、温等各大医院就诊过，服过西药、中药和施过针灸等，以后逐渐加重，经温州市某医院神经内科诊断为“习惯性抽动症”，用氟哌啶醇、安坦等好转，但停药后即复发，必须长期服用氟哌啶醇才能控制。

检查：患儿精神萎靡，目光呆滞，眨目频频，每分钟30次以上，球结膜干燥，充血（+），角膜上皮正常，虹膜色泽深褐色，屈光状态正常。

证属肝热肺燥，治宜平肝息风，清肺润燥，服眨目冲剂：钩藤15克、石决明20克、天麻10克、白蒺藜15克、白菊花10克、桑叶12

克、石斛 15 克、麦冬 10 克、知母 10 克、桑白皮 12 克、地骨皮 12 克，15 剂。

二诊时见眨目次数稍减少，摆头耸肩则尚未改善，改服眨目 3 号方 15 剂。

三诊时眨目次数明显减少，干咳摆头耸肩偶见，精神状态好转，嘱其停服西药，继用眨目冲剂 3 号方 15 剂，家属来电诉，停服西药 5 天后患儿烦躁不安，摆头耸肩、手足多动又有发作；四诊时继服眨目冲剂 3 号方 15 剂，西药减半量，连服 30 剂后，无出现搐鼻、抽嘴、耸肩、摆头、手足多动症状，眨目每分钟 20 次以上，停止服西药，改中药为参苓白术散加当归、菊花，继服 20 剂善后，至 2005 年年底随访未见复发。该病例共服中药 80 剂，在平肝息风、清肺润燥的基础上辅以健脾滋肾、安神定惊，最后以补脾养血息风善后而治愈。

五、时复症——春季结膜炎

【概说】

时复症是指发病时白睛红赤、目痒难忍，至期而发，呈周期性反复发作的眼病。《眼科菁华录》对其症状描述得较为详细："类似赤热，不治自愈，及期而发，过期又愈，如花如潮，久而不治，遂成其害。"类似西医学的春季结膜炎，属变态反应性结膜炎。本病是一种季节性反复发作的免疫性结膜疾病，多在春暖花开时发生，到秋末天寒时症状消失，每年复发，轻者 3 ～ 4 年，重者可连续复发 10 余年，多见于 20 岁以下的青少年，男性多见，常侵犯双眼。多认为是由免疫球蛋白 E（IgE）抗体介导的一种 Ⅰ 型变态反应，即速发型（体液免疫型）变态反应性结膜炎，致病的过敏原多为各类植物的花粉、各种微生物的蛋白质成分、动物皮屑和羽毛等。

【诊治特色】

瞿氏中医眼科认为本病或因肺卫不固，风、湿、热邪外袭，上犯胞睑、白睛所致；或因肝脾湿热，复感风邪，风、湿、热邪相搏，滞于胞睑、白睛、黑睛之间；亦可因气血不足，或余邪未尽，正气无力抗邪而发。故将本病分为以下三证。

（一）风湿犯表证

症状：眼痒难忍，灼热碜涩，眼眵呈白色黏丝状，上睑内增生小卵石样颗粒，白睛污红。舌淡红苔黄腻，脉浮数。

辨证：此为脾经湿热，复感风邪，风、湿、热三邪郁滞胞睑肌肤腠理。辨证以眼痒，黏丝状分泌物，睑内乳头增生如小卵石样颗粒状为要点。

治则：祛风化湿止痒。

方药：麻黄加术汤加减。痒极加紫苏叶、荆芥、防风；有郁热者加石膏、黄芩。

（二）风湿侵肌证

症状：患眼痒极难忍，泪多胶黏，眵稠呈黏丝状，白睛污黄，上睑内遍生扁平状铺路石样乳头，或黑睛缘部有胶样结节隆起，或两者并存。舌红苔黄腻，脉数。

辨证：此为肝脾湿热郁遏，气血阻滞，兼受风邪。辨证以眼奇痒，黏丝状分泌物，上睑内遍生扁平状铺路石样乳头，或黑睛缘部胶样结节隆起，或两者并存为要点。

治则：清热利湿、祛风消结。

方药：麻杏薏甘加四物汤加减。血热者加牡丹皮、赤芍以凉血化瘀，湿邪盛者加茯苓、苍术健脾燥湿；有郁热者加石膏、黄芩；睑内乳头和黑睛缘堤状隆起甚者加郁金、山楂以消郁滞。

（三）邪去正虚证

症状：眼病进入缓解期，白睛红赤渐退，黏丝状眼眵渐少，痒涩消失，睑内面铺路石样乳头及黑睛缘部胶样结节消失或缩小。

辨证：此为风湿消除，遗留气血亏虚。辨证以眼部症状缓解，全身气血亏虚征象及脉舌为要点。

治则：补脾益气、养血祛风。

方药：脾胃气虚者用玉屏风散或参苓白术散，血虚目痒者用藁本乌蛇四物汤。

外治方法：

1. 外用搐鼻碧云散嗅鼻，每日 3 次。

2. 应用细胞膜稳定剂如 2% ～ 4% 色苷酸钠滴眼液，血管收缩剂如 0.1% 肾上腺素滴眼液，抗组胺药物如特非那定、息斯敏等，非甾体抗炎药等可改善症状。近年来有报告用环孢霉素 A 油剂滴眼，每日 4 ～ 6 次，疗效显著。局部滴用糖皮质激素，可减轻症状，但应警惕长期用药可能引起激素性青光眼等并发症。

【认识与体会】

本病发病季节的特征，符合中医五运六气的发病规则：肝属木，主春。春天肝气生发，木火刑金，故春天木气旺盛时发病，入夏湿热熏蒸时加重，肺属金，主秋令，到秋末肺司其责，本脏气盛而病减。

本病的基本病机为风、湿、热三邪相搏，瘀滞于胞睑、白睛、黑睛而发病。

“风者，百病之长也”，侵袭胞睑，流于肌肉、腠理之间，易与热邪、湿邪相合为患，肝为风木之脏，易受风邪，致眼痒如虫行。

湿为阴邪，易阻遏气机，其发病缓慢，病情缠绵，反复难愈，湿邪重浊黏滞，致病后可见头重视昏，胞睑重坠，眵泪胶黏，分泌物呈黏丝状，白睛黄浊污秽不清，其病状黏滞，不易祛除。

火邪犯目，可致白睛污红，黑睛生翳。三邪之中湿邪最重，风邪、热邪次之。

本病病机为风湿并重，阻滞经络，气血运行不利，卫阳不充，失于防御，风湿之邪乘虚而入；或经络久伤复感风湿。有学者认为：风湿为病由表及里，经方治病，也由浅入深，当风湿在皮肤时，皮肤表面出现湿疹、风疹，红、奇痒，眼部白睛红赤、痒极难忍，灼热碜涩，则属风湿犯表，以麻黄加术汤主之；若风湿进至肌肉层，出现疣、头皮癣、脚皮变厚、脂溢性皮炎、鹅掌风、脚气等，麻杏薏甘汤主之。

瞿氏中医眼科认为：眼球的睑板属于肌肉组织，角巩缘也属于巩膜肌肉组织。当风湿犯表，不能控制，而侵入肌肉层，则出现睑结膜增生扁平状乳头，或角巩缘部有胶样结节隆起。过敏性结膜炎、春季卡他性结膜炎，其外来的致敏原，属于中医风邪、湿邪的范畴。当风湿邪骤犯结膜时，出现水肿、充血、奇痒，睑内出现颗粒状乳头，属风湿初犯，用麻黄加术汤加荆芥、防风、紫苏叶；如病期稍长，睑结膜出现扁平状乳头，角巩缘出现堤状隆起，属风湿之邪进入肌肉层，治宜祛风除湿，将湿邪自肌层向表层驱逐出去，用麻杏薏甘汤除风、祛湿、解表、通阳，加四物汤祛风行血，以求“治风先治血，血行风自灭”之效，眼睑湿疹、眼睑扁平疣、真菌性睑皮炎，其邪毒深入至肌肉层，出现湿性渗出或干性皮屑剥脱，反复发作，也可用本方，驱使风湿之邪从肌肉向外而出；缓解期可益气补脾，以固其本，方用玉屏风散或参苓白术散，或养血息风，方用乌蛇藁本四物汤，对防止复发和减轻复发有积极意义。

【病案举隅】

病例 1： 黄某，女，17 岁，乐清市柳市镇人。2020 年 3 月 7 日初诊。

自诉两眼红，奇痒半个月。2019 年 3 月曾发作过一次。

检查见两眼白睛污红，上睑内有小卵石状乳头增生，眼眵呈白色黏丝状。患者口黏便溏，鼻痒打喷嚏。舌淡苔白腻，脉浮滑。此为脾经湿重，复感风邪。风湿之邪郁滞于胞睑肌肤腠理之间，故生乳头。治宜祛风化湿止痒，方用麻黄加术汤加味：麻黄 10 克、桂枝 8 克、炙甘草 5 克、杏仁 10 克、白术 30 克、荆芥 10 克、防风 10 克、紫苏叶 10 克，7 剂。外用富马酸酮替芬滴眼液滴眼，日 5 次，氟米龙滴眼液滴眼，日 3 次。

3 月 20 日复诊，鼻痒打喷嚏，眼痒均已消失。白睛污红、白色黏丝状分泌物均减少。上睑内小卵石状乳头明显缩小。继服麻黄加术汤加荆芥、防风、紫苏叶，7 剂，以资巩固。

病例 2： 骆某，男，22 岁，玉环县坎门镇人。1972 年 5 月 7 日初诊。

自诉两眼极痒，流泪，泪水胶黏，眼眵如黏丝状，已两月余。

检查：两眼上睑内有扁平状铺路石样乳头增生，白睛黄浊、污红不清，黑睛缘部有胶样结节状隆起，伴口苦口黏。舌红苔黄腻，脉数。

此属肝脾湿热，淫热反克之病。治以清热利湿、祛风散结。方用黄连天花粉汤：黄连5克、菊花10克、苏薄荷10、川芎6克、黄柏10克、连翘10克、天花粉12克、黄芩12克、栀子12克，7剂。外滴色苷酸钠滴眼液、醋酸可的松滴眼液。

5月15日二诊，两眼充血消退，眼痒、泪水胶黏减轻。但睑内乳头和黑睛缘部结节状隆起未见消退。患者口黏便溏，舌淡苔白腻。改方为麻杏薏甘汤加四物汤：麻黄10克、炙甘草6克、薏苡仁30克、杏仁10克、熟地黄15克、当归12克、白芍12克、川芎6克，7剂。

5月23日三诊，诸症好转，上睑内乳头和黑睛缘部堤状隆起缩小，充血（+），继按原方15剂。

6月11日四诊，两眼白睛淡红，胞睑内乳头明显缩小，黑睛缘部堤状隆起平复。病已向愈，改方用玉屏风散：防风6克、生黄芪20克、炒白术10克，用电热壶烧开代茶饮，一天一次，连服半个月，以巩固疗效。

六、白涩症——干眼症

【概说】

白涩症是指白睛不赤不肿而自觉眼内干涩不舒的眼病。本病首见于《审视瑶函》，描述为："不肿不赤，爽快不得，沙涩昏朦，名曰白涩。"随着证候发展的不同阶段，中医尚有干涩昏花、神水将枯等病名。本病类似西医学的干眼症。目前临床上常用的分类法为1995年美国干眼研究组提出的，即分为泪液生成不足型和蒸发过强型两类。

【诊治特色】

瞿氏中医眼科认为本病病因病机主要有以下三点：一是脾胃失调，胃阴不足，胃火上升，目中灼热，泪液蒸发过快；二是肺阴不足，目失濡养；三是肝肾不足，阴血亏虚，泪液分泌不足，目失濡养。因此，将本病分为以下三证。

（一）胃阴亏虚证（类似蒸发过强型干眼症）

症状：多见胞睑缘部红赤肿痛，常见睑板腺开口处有小泡状隆起，用针刺破后有黄色黏液流出，兼见口臭口干，头痛牙痛，烦热干渴。舌红苔黄而干，脉细数。

辨证：此为胃火上升，胃阴不足，津液耗损，目珠干燥。辨证以睑板腺堵塞，皮脂分泌障碍及全身阴虚燥热症状为要点。

治则：清热养阴。

方药：玉女煎加减。

（二）肺阴不足证（类似分泌不足型干眼症）

症状：多见双眼干涩不爽，不耐久视，白睛如常，或稍有赤脉，裂隙灯下见黑睛表面有细点状星翳，或有丝状粘连，反复难愈，兼见干咳少痰，咽干便秘。舌红苔薄少津，脉细无力。

辨证：此为肺阴不足，目乏津液濡润。辨证以眼干涩不爽，不耐久视，黑睛有细点星翳及全身症状为要点。

治则：滋阴润肺。

方药：桑白皮汤或沙参麦冬汤。加桑白皮、地骨皮增强清虚热效果，若黑睛有细点或丝状星翳者，加蝉蜕、白菊花、密蒙花、青葙子以清肝退翳。

（三）肝肾阴虚证（类似分泌不足型干眼症）

症状：多见双眼干涩不爽，双眼频眨，怕光怕烟尘，白睛淡红，久视易疲劳，裂隙灯下见黑睛表面有细点状或丝状星翳，并伴有口干少津，腰膝酸软，头晕耳鸣，夜寐多梦。舌红苔薄，脉细。

辨证：此为肝肾亏虚，阴血不足，目失所养。辨证以久视后眼症加重，以及全身症状为要点。

治则：补益肝肾、滋阴养血。

方药：一贯煎加减或四物五子汤加减。若口干少津明显者，加五味子、玄参、北沙参以养阴生津；白睛隐隐红者，可加桑白皮、地骨皮以清热退赤；黑睛有星翳者可加蝉蜕、白菊花、桑叶以疏风退翳。

外治方法：

1. 人乳滴眼，以新鲜人乳滴眼，人乳每日更换。人乳中含有免疫球蛋白 IgA、IgG、IgM。

2. 蜂蜜滴眼液，以新鲜蜂蜜配 0.9% 氯化钠（剂量 5%）滴眼，每日 4 ～ 6 次，蜂蜜中含有多种微量元素。

【认识与体会】

泪膜自外至内由脂质层、水液层及黏蛋白层构成，通过眨目运动分布在眼表，任何一层结构的异常均可导致干眼症，脂质层由睑板腺、Zeis 腺分泌，作用为阻止泪液的蒸发，并为眼球表面提供润滑作用。中医认为眼睑属脾胃，脂质分泌的多少与脾胃的盛衰有关，胃火上升，胃阴亏虚，可能引起睑板腺口堵塞，导致脂质分泌减少，从而产生蒸发过强性干眼症。

水液层为泪膜的主要成分，由主泪腺和副泪腺分泌，含有多种水溶性物质（蛋白、酶类、细胞因子），其功能是使氧能弥散到角膜组织。“泪乃肝之液”“肾者水脏，主津液”，泪液的生成和排泄与肝肾的功能密切相关。肝肾阴虚，阴血不足，肾的精气不能上荣于目，或使泪液生成不足，外少润泽之水，内缺涵养之液；或约束无权，排泄过快，泪流不止，这说明水液层的缺乏直接与肝肾亏虚，生成不足有关。

黏蛋白层，含有多种糖蛋白，主要由结膜杯状细胞分泌，能降低表面张力，其功能是通过上皮的微绒毛覆盖了疏水性角膜和结膜上皮细胞的表面，使水分均匀地分布于角膜、结膜上。“白睛属肺”“肺主皮毛”，结膜杯状细胞分泌功能同肺相关，如果“肺阴不足”，则黏蛋白的分泌自然减少。

根据西医学病因分类，瞿氏中医眼科将睑板腺功能障碍引起的蒸发过强型干眼症归属于胃火上升，胃阴亏虚证，治则为清胃火清肺火，滋胃阴滋肾阴。方用玉女煎加吴茱萸汤。本法依据清代名医黄元御的“一气周流”学说，左升右降，使全身气血流通，从而调节阴阳平衡。方中吴茱萸升肝阳、暖脾胃，主左升，生石膏、知母降肺胃之火，主右降，熟地黄、麦冬、知母、牛膝滋肺肾之阴，借左升右降、一气周流之力，将肾之精气上升至头目，改善睑板腺功能。

分泌不足型干眼症，其病因多为手少阳三焦、足少阳胆经经络受阻，膀胱的气化功能障碍，肾之精气不能上荣于目，影响了泪液的生成与分泌。方用小柴胡汤加五苓散。小柴胡汤疏理肝胆，通利三焦，能打开少阳通道，五苓散增强膀胱的气化功能，使肾之精气上升，生成和滋养津液，防止眼睛干燥。后期可用六味地黄丸或四物五子汤滋养肝肾。

【病案举隅】

病例 1：叶某，女，55 岁。2021 年 6 月 10 日初诊。

自诉两眼干涩、红、异物感，易疲劳近 2 年。经温州市某大医院诊断为干眼症，用过玻璃酸钠滴眼液、普拉洛芬滴眼液。症状时好时坏，近期加重。

检查见两眼胞睑缘部红赤，睑板腺开口处有小泡状隆起，用针刺破后有黄色黏液流出，按摩睑板时有黄色黏液状分泌物排出。结膜角膜表面干燥。患者口臭口干，烦热干渴。唇干舌红苔黄，脉细数。此为胃火上升，胃阴不足，津液耗损，目珠干燥。

证属胃热阴虚，治以清胃热养胃阴，方用玉女煎加吴茱萸汤：石膏 30 克、熟地黄 20 克、麦冬 12 克、知母 12 克、牛膝 30 克、吴茱萸 10 克，15 剂。

6 月 29 日二诊，睑板腺开口处小泡状隆起减少，口臭口干、烦热干渴症状改善，舌红苔薄黄。继用原方 15 剂。

7 月 16 日三诊，诸症消失，眼轻度干涩，不红不疲劳。继服原方改石膏为 20 克，吴茱萸 6 克，熟地黄 30 克，15 剂善后。

病例 2：黄某，男，48 岁。2015 年 2 月 10 日初诊。

自诉两眼干涩，异物感，烧灼感，易疲劳，口干、关节痛 3 年。曾在安徽省某医院、上海几家大医院就诊过，诊断为 Sjogren 综合征，用过多种人工泪液、玻璃酸钠滴眼液、维生素 A 棕榈酸酯眼用凝胶等，多未见好转。而后症状逐渐加重，不能上班工作。

检查：双眼干涩，裂隙灯下见角膜表面有细点状浸润；双眼（OU）泪液分泌试验 5mm/5min，泪膜破裂时间试验少于 10 秒，角结膜虎红染色阳性。患者口苦、咽干、目眩，夜寐不安，情志抑郁。舌红苔薄微黄脉弦细。

证属少阳经络受阻，气化不利，肾之精气不能上承于目，治宜打开少阳通道、通利三焦、强化膀胱气化功能，方用小柴胡汤加五苓散：柴胡 20 克、黄芩 10 克、半夏 10 克、党参 12 克、生姜 2 片、大枣 5 枚、生地黄 15 克、白茯苓 15 克、猪苓 12 克、泽泻 15 克、白术 12 克、桂枝 6 克，15 剂。

二诊患者诉口干眼干、耐光耐烟、烦躁难眠等症状有所改善。因急于回单位工作，继带药小柴胡汤加五苓散，其中柴胡减至 15 克，加生地黄 15 克、天冬 15 克，30 剂，方中生地黄可防止小柴胡久服劫阴，二能善滋肾阴，肺为金、肾为水“金生水”，肺为肾之母，“虚则补母”故而加天冬滋补肺阴、润肺益肾，生地黄与天冬的相须，增强了补肾的作用。

4 月 5 日来电，上述症状基本好转，已上班工作了。嘱其继服小柴胡汤加五苓散，柴胡减至 10 克，生地黄、天冬各 15 克，1 个月。服完后改服浓缩六味地黄丸，每次 12 粒，每日 3 次，连服 2 ～ 3 个月，以巩固疗效。

10 月 3 日又来电说，病已痊愈。

七、聚星障——单纯疱疹病毒性角膜炎

【概说】

聚星障是指黑睛骤生多个细小星翳，其形或连缀或团聚，伴有砂涩疼痛、羞明流泪的眼病。病名首见于《证治准绳·杂病》。《原机启微》风热不制之病条中描述甚详：“风加头痛，风加鼻塞，风加肿胀，风加涕泪，风加脑颠沉重，风加眉骨酸疼，有一于此，羌活胜风汤主之。风加痒，则以杏仁龙胆草泡散洗之。病者有此数证，或不服药，或误服药，翳必随之而生。翳如云雾，翳如丝缕，翳如秤星。翳如秤星者，或

一点，或三四点，而至数十点。翳如螺盖者，为病久不去。”

本病多为感冒或劳累后发生，易复发，是严重的致盲性眼病，居角膜病致盲首位。本病相当于西医学之单纯疱疹病毒性角膜炎，临床类型包括树枝状、地图状、盘状角膜炎和坏死性角膜基质炎，由Ⅰ型单纯疱疹性病毒感染引起，主要感染口腔、唇部和眼部。发病规律：人体在出生后，特别是在成年人中，绝大部分发生过单疱病毒Ⅰ型的原发感染。原发感染后，可出现唇部、鼻腔部或皮肤单疱感染，眼部感染时，表现为急性滤泡性结膜炎，膜性结膜炎伴耳前淋巴结肿大，或伴有树枝状角膜炎。眼部原发感染后病毒常在三叉神经节内长期潜伏，当机体抵抗力下降，如患感冒、全身或局部使用皮质类固醇、免疫抑制剂时，潜伏的病毒激活，可沿三叉神经逆行至靶组织，引起单疱病毒性角膜炎复发。故单疱病毒性角膜炎治愈后仍可多次复发，使角膜混浊加重及出现眼前段改变，终至失明。

【诊治特色】

瞿氏中医眼科认为本病的病因病机主要有四点：外感风热或风寒邪毒，侵犯黑睛表层致生翳障；或是邪毒侵犯黑睛中层，致黑睛盘状混浊，病在半表半里；或是邪毒入里化热，病至黑睛里层，毒热交加，黑睛黄仁合病；抑或余毒未清，潜伏于黑睛之中，兼气血失调，反复发作。临床可分以下五证论治。

（一）邪犯太阳证

症状：患眼磣痛、羞明流泪、抱轮红赤，黑睛浅层点状混浊，或疏散或密集，或联缀成簇为树枝状，或扩大加深呈地图状，伴恶风发热、头痛鼻塞、口干咽痛。舌红苔薄黄，脉浮数。

辨证：此为风热之邪犯目，呈太阳表热证。

治则：疏风清热解毒。

方药：银翘散合五味消毒饮加减。

如上述眼症具备，伴有恶风怕冷、头痛鼻塞、肿胀涕泪、脑颠沉重、眉骨酸痛。舌淡苔薄白、脉浮。

辨证：此为风寒之邪犯目，呈太阳表寒证。临床上本型较多见。

治则：疏风散寒解毒。

方药：羌活胜风汤加减。

（二）邪犯少阳证

症状：患眼抱轮红赤，碜涩灼热畏光，热泪频流，黑睛中层生翳，呈圆盘状混浊肿胀，但表层光滑，不染色，伴头痛、口苦、咽干、目眩，胸胁苦满。舌红苔黄、脉弦数。

辨证：此为邪毒侵入黑睛中层，致黑睛盘状混浊，病在少阳、半表半里之间。

治则：和解少阳、清肝解毒。

方药：小柴胡汤合五味消毒饮加减。

（三）邪犯阳明证

症状：患眼白睛混赤，邪毒侵入里层，黑睛翳障扩大加深，黑睛后壁有色素沉着，或见神水混浊，黄液上冲，黄仁肿胀，瞳神紧小，并伴有口苦咽干，溺黄便秘。舌红苔黄，脉弦数。

辨证：此为邪毒入里化热，病入阳明，毒热交加，黑睛黄仁合病。

治则：清热解毒。

方药：白虎汤合五味消毒饮加减。便秘溺黄者加大黄、玄明粉、木通，气虚少津者加人参以补气生津。

（四）正虚邪恋证

症状：眼症趋向好转，眼内干涩不适，轻度抱轮红赤，黑睛遗留云翳或厚翳。舌淡红，脉细数。

辨证：此为邪热未尽，正气无力抗邪。

治则：调理气血、解毒退翳。

方药：银翘退翳散（见瞿氏家藏经验方）加减。

（五）气血失调、余毒潜伏证

症状：诸症减轻，病情趋于稳定，白睛淡红，黑睛遗留云翳或厚翳，或黑睛生翳日久，时愈时发。

辨证：此为肝失疏泄，气血不调，余毒未清，潜伏于黑睛内层，机体抵抗力低下时复活而发病。

治则：疏肝解郁、解毒散结。

方药：疏肝散结汤（见瞿氏家藏经验方）加减。川芎、青皮用量，初用各10克，后期各5克，肝阴未虚者柴、芍同量，如肝阴已虚，则白芍用量倍于柴胡，寒痰郁结者改浙贝为半夏，脾虚者加白术、党参、黄芪。第1个月服30剂，每日1剂；第2个月服15剂，每2天1剂；第3个月服10剂，每3天服1剂，服满55剂后停药，以后每年春夏之交和秋冬之交时加服5～10剂，以预防复发。

外治方法：

1. 可选用0.1%无环鸟苷滴眼液或0.05%环胞苷滴眼液、更昔洛韦眼用凝胶、干扰素滴眼液等。急性期每1～2小时滴眼1次。

2. 口服阿昔洛韦片，每日5次，每次200mg，连服1～2周。

3. 树枝状、地图状角膜炎禁用糖皮质激素，否则可致感染扩散，角膜穿孔。盘状角膜炎荧光素染色阴性时，可在使用抗病毒药物的同时，短期内滴用0.5%可的松滴眼液，或氟米龙滴眼液，每日3次，每次1～2滴，须在医生的严密观察下使用，能减轻病毒抗原引起的免疫反应。

4. 有虹膜睫状体炎时，及时使用阿托品滴眼液或眼膏扩瞳。

5. 一旦角膜小穿孔，前房变浅，用绷带加压包扎，至瘢痕愈合为止。

6. 后遗角膜白斑者，病变稳定后行穿透性角膜移植术，术前应服小柴胡汤2个月，以减少排异反应。

【认识与体会】

《审视瑶函·外障》提出："凡赤脉翳，初起从上而下者属太阳，以太阳主表，其病必连脑项痛，治宜温之散之。赤脉翳初从下而上，或从内眦出外者，皆属阳明，以阳明主里，其证多热，或便实是也，治宜寒之下之。赤脉翳初从外眦入内者，属少阳，以少阳主半表半里，治宜和之解之。”这种提法是以三阳经经脉的起至、交接及循环为依据，如手太阳小肠经，其支脉经过外眦至内眦，足太阳膀胱经起于目内眦、有通项上于脑者，说明太阳病赤脉翳的发病从上而下。足阳明胃经起于鼻旁迎香穴、经过目内眦，说明阳明病赤脉翳的发病从下而上，或从内而出外者。手少阳三焦经经过目外眦，足少阳胆经起于目外眦，说明少阳病赤脉翳的发病从外入内。综上所述，三阳经经络与眼的关系极为密切。但临床应用以某一部位充血或血管的走向来判断某一经出现病变，这种提法无确切临床意义。

瞿氏中医眼科试将黑睛分为三层：角膜上皮层、前弹力层为黑睛表层，角膜基质层为中层，后弹力层、内皮层为里层。根据单疱病毒性角膜炎感染后角膜病从表到里的临床表现，将本病按六经传变的方式进行分型：当单疱病毒损害黑睛表层，出现点状、树枝状或地图状浸润时，并见恶风发热、头痛鼻塞、肿胀涕泪、脑颠沉重、眉骨酸痛、苔薄白、脉浮数等太阳表证，辨证为太阳经病变，羌活胜风汤主之，风性轻扬，且“上焦如羽”，本方用量宜轻，7 ～ 15 剂，中病即止。治愈后角膜不留瘢痕。当单疱病毒侵害黑睛中层，角膜中央出现圆盘状混浊，此时病变既不在外又不在里，位于半表半里，兼见口苦、咽干、目眩，胸胁痞满，默默不欲饮食，舌红苔黄、脉弦数。辨证为少阳经病变，治以和解少阳，小柴胡汤合五味消毒饮主之。小柴胡汤药性和平，取效较慢，柴胡用量须 15 ～ 25 克，如阴虚舌红有裂痕，加麦冬、知母、玄参。如盘状浸润染色阴性者，须与醋酸可的松滴眼液联合使用。当单疱病毒侵害黑睛里层及前色素膜时，出现角膜内皮水肿，角膜后壁色素沉着，前房积脓，甚则出现虹膜睫状体炎，由于有反复发作史，角膜表现为严重的炎症浸润、坏死、血管形成、瘢痕、变薄和穿孔，病程可达 2 ～ 12 个月。此为邪毒入里化热，兼见口苦口干，便秘溲黄，舌红苔黄厚、脉洪或弦数，辨证为阳明经病变，治以清解里热、解毒，白虎汤合五味消毒饮主之，生石膏的用量要加大至60～100克，大便秘结者加生大黄、芒硝以通腑泄热。气虚津亏者加党参以益气生津。

聚星障的发病规律是病邪由表及里，而治疗则是由里向表透发邪毒，向表而出。在病情转机时可加用升麻、葛根、柴胡升阳透表，前胡、桔梗引邪外出。同时应注意，单疱病毒类似于中医的风热邪毒，清热解毒散结法应始终贯穿在治疗中。

当病情减轻、倾向于好转，此时当属正气虚弱、邪气尚存，当以调理气血解毒退翳。方药为陆南山《眼科临证录》中的退翳散加金银花、连翘、白蒺藜、僵蚕而成，方中香附、当归、川芎、白芍理气养血，钩藤、僵蚕平肝息风，白蒺藜、蝉蜕疏风退翳，栀子清除邪热，金银花、连翘清热解毒。药性和平，能迅速逆转病机，扶正而祛邪。

病情趋于稳定，充血轻，遗留黑睛宿翳，应考虑抗复发治疗。单疱病毒性角膜炎的复发机制，认为与机体全身和局部的细胞免疫功能低下，以及单疱病毒在角膜内的潜伏感染有关。我们认为，疏肝解郁能提高机体细胞免疫能力，解毒散结能抑制角膜内激活的单疱病毒。《黄帝内经》指出“肝欲散，急食辛以散之，以辛补之”，疏肝散结汤（见瞿氏家藏经验方）以柴胡、川芎、青皮之辛散以调理肝之气血，散郁滞以理肝之用；“肝之病，补用酸”，白芍酸收，平肝之急、敛肝之液、补肝之体；甘草为“肝病实脾”而设，五药配伍，有疏肝解郁的作用。结症，《黄帝内经》认为系气血郁结所致的病理性产物，单疱病毒感染后所形成树枝状、地图状、盘状之角膜翳，和稳定期潜伏于角膜内的单疱病毒，类似中医学“结”的范畴，“坚者消之”“结者散之”选用连翘、天花粉、夏枯草、蒲公英、浙贝母等平肝、清热、解毒、化痰的药物，达到解毒散结的目的。

【病案举隅】

病例1树枝状角膜炎： 金某，女，北白象镇金炉村人。2008年3月5日初诊。

自诉左眼红，疼痛流泪，异物感2天。半年来因熬夜劳累，免疫力下降，经常感冒，这次眼病发作也是感冒后引起。

检查：眼睑水肿，球结膜混合性充血（++），裂隙灯下见角膜表层有10余颗浅在性斑点，连缀成树枝状形态，荧光素染色（+）。全身见恶风发热，头痛鼻塞，眼睛肿胀涕泪，脑颠沉重，舌淡苔薄白脉浮。

此为风寒之邪犯目，太阳表寒证，治宜疏风祛寒解毒。方用羌活胜风汤，羌活3克、独活3克、柴胡6克、前胡6克、桔梗3克、枳壳3克、荆芥3克、防风3克、白芷3克、川芎3克、薄荷6克、黄芩10克、白术10克、甘草3克，5剂。外用阿昔洛韦滴眼液、鱼腥草滴眼液交替滴眼，2小时1次。

3月11日二诊，诸症好转，混合性充血（+），黑睛表面留有树枝状云翳。继服原方7剂。

3月19日三诊，眼部症状均已消失，角膜表层遗留线状之翳痕。改方为银翘退翳散：制香附10克、当归12克、白芍12克、川芎5克、金银花12克、连翘10克、钩藤15克、白僵蚕10克、白蒺藜12克、蝉蜕6克、炒栀子10克，7剂，以调理气血、清肝解毒退翳。

按：单疱病毒性角膜炎，贵在早治，当病毒尚在角膜表层时，用羌活胜风汤治之，能迅速控制病毒进展，治愈后角膜不留瘢痕。

病例2盘状角膜炎：林某，男，55岁，永嘉县四川碧莲镇人。2019年8月9日初诊。

自诉右眼视力下降3年。右眼于2016年6月患感冒后出现红肿热痛、视力障碍。黑睛表层起疱疹。在当地医院诊断为单疱病毒性角膜炎。以后每次感冒眼病都会发作。如此反复发作多次，视力愈差。

检查：右眼视力0.1，左眼视力1.2，混合性充血（+），裂隙灯下见：角膜表面光滑，无缺损，荧光染色（–）角膜中央部基质层有盘状混浊水肿，直径约0.4cm大小，隐约可见瞳孔。角膜后壁有皱褶。前房虹膜尚正常。患者伴头痛、口苦、咽干、目眩，胸胁苦满，舌红苔黄、脉弦数。

此为邪毒侵入黑睛中层，致黑睛盘状混浊，病在少阳、半表半里之间。治宜和解少阳、清肝解毒。方用小柴胡汤合五味消毒饮加减：柴胡24克、黄芩12克、半夏10克、党参15克、炙甘草5克、生姜9克、大枣3枚、金银花12克、连翘10克、蒲公英30克、紫花地丁30克、野菊花12克，7剂。外滴阿昔洛韦、鱼腥草滴眼液，交替滴眼，每2小时1次；醋酸可的松滴眼液，每日3次。

8月17日二诊，诉视力有提高。检查：角膜较前清亮，盘状混浊缩小变薄，角膜后壁皱褶消失。继用小柴胡汤合五味消毒饮7剂。

8月25日三诊，结膜混合性充血消退，角膜盘状混浊在缩小变薄，右眼视力0.4，继服小柴胡汤，柴胡改为15克，加青葙子、密蒙花、木贼草、蝉蜕，15剂。

9月12日四诊，右眼视力0.6，角膜遗留盘状云翳，为防复发，改方为疏肝散结汤：川芎10克、青皮10克、柴胡6克、白芍12克、生甘草5克、蒲公英20克、浙贝母10克、连翘12克、天花粉15克、夏枯草15克，水煎服。第1个月服30剂，第2个月服15剂，第3个月服10剂。

2022年10月28日电话随访，患者诉2年来一直未复发。

病例3坏死性角膜基质炎：丁某，男，64岁，北白象镇炉岙村人。2010年3月5日初诊。

自诉左眼红、疼痛流泪，异物感，视力极差半个月。5年前因放岩炮致右眼被炸伤，角膜破裂而失明。而后体质变差，经常感冒，左眼3年前发炎，经温州市某大医院诊断为单疱病毒性角膜炎，用过疱疹净滴眼液、病毒唑滴眼液、阿昔洛韦片等药物，当时症状控制，而后经常复发，每年数次。半月前因饮酒后左眼病毒性角膜炎复发。

检查：右眼眼球萎缩、失明，左眼视力0.12，混合性充血（++）角膜呈地图状混浊、坏死，有新生血管形成，染色（+），曾有穿孔后形成的瘢痕。角膜后弹力层有皱褶，内皮有少量角膜后沉着物（KP），前房少量积脓，瞳孔变形，虹膜局部后粘连。患者口苦咽干，溺黄便秘。舌红苔黄，脉弦数。

此为邪毒入里化热，病入阳明，毒热交加，黑睛黄仁合病。治以清解里热、解毒。方用白虎汤合五味消毒饮：石膏50克、知母20克、甘草6克、粳米9克、金银花15克、连翘12克、紫花地丁30克、野菊花15克、天葵子10克、蒲公英20克，水煎温服，5剂。外滴阿昔洛韦滴眼液，泰利必妥滴眼液，各2小时1次，阿托品眼膏一天3次，连用3～5天。

3月10日二诊，左眼（OS）混合性充血（+）前房积脓消失，瞳孔不规则状散大，角膜后KP减少。药已对证，继用上方加生大黄15克，枳实5克，5剂。嘱如日大便量超过5次者，减大黄为10克。

3月16日三诊，瞳孔已扩大，附着于晶体表面之虹膜色素部分吸收，角膜后KP吸收，内皮皱褶消失，角膜上皮尚未愈合，基质水肿及地图状混浊有吸收。大便日3次，小便转清，眼红疼痛症状减轻。但尚有口苦咽干目眩，病已转机。邪向外透，改用小柴胡汤加五味消毒饮和解少阳，驱邪毒于半表半里：柴胡24克、黄芩12克、半夏10克、党参15克、炙甘草5克、生姜9克、大枣3枚、金银花12克、连翘10克、蒲公英20克、紫花地丁20克、野菊花12克，15剂。

4月3日四诊，充血（+）角膜上皮已愈合，地图状混浊缩小，瞳孔仍散大。嘱其继服小柴胡汤加减：柴胡15克、黄芩12克、半夏10克、党参12克、炙甘草5克、生姜9克、大枣3枚、生地黄12克、玄参10克，15剂。此后守方2～3个月。

12月21日患者来电述，7月已赴上海铁路局中心医院做过穿透性角膜移植术，术后视力恢复至0.6，没有发生排异反应。

八、凝脂翳——细菌性角膜溃疡

【概说】

凝脂翳是以风热邪毒入侵黑睛，生翳色白或黄，状如凝脂，发病迅速或伴黄液上冲为主要表现的黑睛疾病。病名首见于《证治准绳·杂病》。本病起病急、来势凶、变化多、预后多不好。《审视瑶函》云“凡见此证，必当昼夜医治”，并对本病的病情变化、预后做了详细的描述。本病相当于西医学的细菌性角膜炎，主要是指匐行性角膜溃疡和绿脓杆菌性角膜溃疡。西医认为本病系角膜外伤后，有肺炎双球菌、金黄色葡萄球菌、表皮葡萄球菌、绿脓杆菌、大肠杆菌、链球菌等致病菌的感染。病原菌通过外毒素、内毒素、黏附力、侵袭力，可引起变化多端的角膜临床表现。通常是革兰阳性菌容易引起角膜发生分散的局灶性脓肿病灶。革兰阴性细菌容易引起角膜发生弥散性、扩散迅速的灰白色液化性坏死病灶。

【诊治特色】

瞿氏中医眼科认为本病病因病机有以下三个方面：一是黑睛外伤，风热邪毒乘虚侵袭，感染黑睛所致。素有漏睛者，因邪毒已伏，更易感染。二是风热外邪入里化热，致肝胆火炽，上炎于目，进而加重，脏腑热盛，气血两燔，火毒相交，毁坏黑睛。三是久病之后，正气不足，余邪滞留，或为气虚，或为阴虚，致黑睛翳膜溃陷，久不愈复。临床分为以下四种证型论治。

（一）热毒侵袭证

症状：发病急，通常在伤后 24 ～ 48 小时发病，眼痛、怕光流泪、异物感、视力减退，抱轮红赤、黑睛生翳如米粒状或绿豆状，色灰白，边缘不清，如覆薄脂。舌质红、苔薄黄，脉浮数。

辨证：此为黑睛表面受伤，热毒侵袭，结聚黑睛。辨证以外伤初起、黑睛生翳为要点。

治则：清热、解毒、疏风。

方药：十味排毒散（见瞿氏家藏经验方）加减。兼风盛目珠痛甚者加荆芥、防风、羌活。

（二）热毒壅盛证

症状：继而白睛混赤，眼痛、流泪，怕光加重，眵多色黄如脓，黑睛翳迅速扩大，如覆凝脂，色黄白，肥浮脆嫩，甚则神水混浊，黄液上冲，伴有口苦、溲黄、便秘。舌红苔黄厚，脉弦数。

辨证：此为外邪不解，入里化热，致肝胆火炽，热毒壅盛。辨证以翳如凝脂、黄液上冲为要点。

治则：清热、解毒、泻火。

方药：四顺清凉饮子加减。热毒盛者合五味消毒饮。如大便数日未去者，先用大承气汤清热通腑。

（三）热盛腑实证

症状：头目剧痛，胞睑肿胀，白睛混赤水肿，黑睛翳陷，状如凝脂，迅速扩大加深，黄液上冲、量多，眼眵呈脓性黄绿色，拭后即生，可伴发热口渴，溺黄便秘。舌红苔黄厚，脉数有力。

辨证：此时病机多为脏腑热盛，热毒内结，气血两燔，热盛肉腐为脓，呈火热燎原之势。辨证以头目剧痛、凝脂翳善变而速长、眵呈脓性黄绿色为要点。

治则：泻火解毒、气营两清。

方药：凝脂翳善变速长、眵呈脓性黄绿色者，用清瘟败毒散。热盛腑实加大黄、芒硝以通腑泻下，并根据病情，方中生石膏、犀角、生地黄、黄连的用量，按大、中、小剂量增减。如热盛腑实严重者，先用大承气汤清热通腑。

（四）气阴两虚证

症状：黑睛溃陷，日久不敛，眼内干涩，抱轮红赤，羞明较轻。舌红脉细数或舌淡脉弱。

辨证：此为病情日久，正气无力抗邪，余邪未尽。

治则：偏气虚者益气退翳，偏阴虚者滋阴退翳。

方药：气虚者用托里消毒散，阴虚者用海藏地黄散或滋阴退翳汤加减。

外治方法：

1. 急性期用高浓度的抗生素频滴眼，这些滴眼液可用注射剂型临时配制，急性期半小时一次。匐行性角膜溃疡可用头孢霉素（50mg/mL）、妥布霉素（14mg/mL），或泰利必妥滴眼液滴眼。

2. 绿脓杆菌性角膜溃疡：首选多黏菌素 B 注射液 50mg 球结膜下注射，每日 1 次；或 0.2% 多黏菌素滴眼液、0.5% 环孢素滴眼液滴眼，每半小时一次。如病情控制，局部滴眼也要维持一段时间，不应过早停药。

3. 用 1% 阿托品眼膏扩瞳，防止瞳孔缩小，虹膜后粘连。

4. 如角膜溃疡穿孔，可用消毒纱布加压包扎，促使溃疡愈合。

西药治疗：必要时口服或静脉给予足量抗生素，口服大量维生素 C、维生素 B。

【认识与体会】

本病是一种危急、致盲率极高的角膜病，单用中药疗效不佳，必须中西医结合，以抗生素滴眼液杀灭致病菌，以中药调理机体，内外平衡，才有把握。但传统中医分型概念不明确，所用方剂疗效欠佳。因此，我们依据西医学对本病发病机制的理解，重新认识凝脂翳的分型和辨证论治，掌握其发病规律和转归。

1. 病因的定性： 匐行性角膜溃疡多为肺炎双球菌、金黄色葡萄球菌感染，绿脓杆菌性角膜溃疡多为绿脓杆菌感染，这类细菌感染，类似中医的热毒侵袭，治疗上以清热解毒为主。但历来眼科专著都认为风热邪毒因伤袭入，治以疏风清热，因此两者截然不同，瞿氏中医眼科认为：若为病毒感染，以风热风寒外袭定性，若为细菌感染，以热毒侵袭定性较为妥当。

2. 分型与辨证： 如前所述，根据热毒侵袭由表入里、由轻至重的发病规律，瞿氏中医眼科将其分为热毒侵袭、热毒壅盛、热盛腑实、气阴两虚四型。再详加分析如下：初期为热毒袭表，出现疼痛、流泪、畏光、异物感，黑睛翳障浅在等外伤表证，治以清热解毒、祛风止痛。方用十味消毒饮：蚤休 10 克、金银花 20 克、连翘 15 克、野菊花 15 克、蒲公英 30 克、紫花地丁 30 克、全蝎 6 克、天花粉 15 克、生大黄 12 克、生甘草 5 克。本方以蚤休清热解毒散结为君，金银花、连翘、蒲公英、紫花地丁、野菊花清热解毒散结之力俱佳，且能凉血散瘀消肿为臣，全蝎息风解痉、解毒散结，生大黄通腑泻下，天花粉清热消肿排脓为佐，生甘草解毒和中，调和诸药为使。

若外毒不解，入里化热，致肝胆火炽，热毒壅盛。治以清热解毒泻火，方用四顺清凉饮子。方中龙胆草、柴胡清肝胆之火，黄芩、桑白皮清肺火，黄连清心火，大黄、枳壳通利大便，车前子清利小便，使热毒火邪从二便而出；“血滞神膏伤”，生地黄、赤芍清血热，当归、川芎活血化瘀，消血分壅滞；“气壅经络涩”，柴胡、枳壳、甘草、芍药疏肝理气；羌活、防风、木贼草祛风升散退翳。合而用之，达到“火降、毒消、血顺、气顺”，病自向愈。推测“四顺”之名，符合上述四顺之意。若全身热毒壅盛，可加入五味消毒饮，增强清热解毒之力。

若头目剧痛，凝脂翳善变而速长，眵呈脓性黄绿色，黄液上冲量多，并见口渴发热，溺黄便秘，舌红苔黄厚，脉数有力。此可能为绿脓杆菌感染，辨证为气营两燔、热盛腑实证治以泻火解毒、气营两清，方用清瘟败毒饮加减，该方集犀角地黄汤、白虎汤、黄连解毒汤之清气、凉营、解毒于一体，方中的生石膏、生地黄、犀角（水牛角代用）黄连的剂量，按方剂学大、中、小剂量进行加减。

如急性炎症期已经控制，进入角膜溃疡修复期，则标实之热毒渐消，本虚之证较为突出，由于素体阴虚，复因热毒伤津灼液，导致阴虚加重，或壮火食气，出现气虚的证候，见黑睛溃陷，日久不敛，当以滋阴退翳法或升阳退翳法，海藏地黄散或菊花决明散主之，辅以清热解毒，防止灰中有火，病情反复。

综上所述，本病的病变规律为黑睛外伤，热毒侵袭，继而热毒炽盛，引动肝火，热毒从肌表内陷深入，始在卫分，旋即进入气分，继而内串入营，甚则深入血分。由于热毒致病传变最速，故病程中常见肝胆气分热盛和气营两燔的证候，出现黄液上冲时，尤以气营两燔证最为多见，绿脓杆菌性角膜溃疡初患时即表现为气营两燔证，对此必须强调重用清热解毒之剂以清气分热毒，并配伍透热凉营之品，以气营两清，迅速截断热毒深入营血，扭转病势。

【病案举隅】

病例 1：周某，男，56 岁。2021 年 10 月 19 日初诊。

自诉左眼割稻时被谷物弹伤，当即疼痛流泪怕光，第二天症状加重，视力下降。

检查：左眼白睛抱轮红赤，黑睛中央生翳如绿豆大，如覆薄脂，色灰白，边缘不清。舌红苔黄，脉数。

此为患眼外伤，热毒侵袭，损伤黑睛，病在表。治宜清热解毒疏风。方用十味排毒散：七叶一枝花 10 克、金银花 20 克、连翘 10 克、野菊花 15 克、蒲公英 30 克、紫花地丁 30 克、全蝎 6 克、天花粉 15 克、生大黄 12 克、生甘草 5 克、羌活 6 克、防风 6 克，3 剂。外治：1% 阿托品扩瞳，0.3% 托百士滴眼液、0.3% 泰利必妥滴眼液交替滴眼，1 分钟 1 次，连滴 5 次，以后二药相隔半小时 1 次，连滴 3 天。

10 月 22 日二诊，疼痛怕光流泪症状减轻，白睛抱轮红赤（+），黑睛翳障停止扩大，边缘转清，瞳孔药扩。继用上方 3 剂。

10 月 25 日三诊，白睛抱轮红赤（+），黑睛溃疡收缩，深度变浅，神水清。继用十味排毒散：七叶一枝花 10 克、金银花 15 克、连翘 10 克、野菊花 10 克、蒲公英 20 克、紫花地丁 20 克、全蝎 5 克、天花粉 12 克、生大黄 6 克、生甘草 3 克、羌活 3 克、防风 3 克，5 剂。托百士滴眼液与泰利必妥滴眼液联合使用，1 小时 1 次，连滴 7 天。

11 月 2 日四诊，充血（+）黑睛创口愈合，遗留白色斑翳，患者舌淡红，苔薄脉细数。此属热病后阴虚，治宜滋阴退翳，方用海藏地黄散：白蒺藜 10 克、谷精草 10 克、木贼草 10 克、蝉蜕 6 克、熟地黄 15 克、当归 10 克、生地黄 15 克、玄参 12 克、潼蒺藜 12 克、水牛角 20 克、黄连 3 克、木通 5 克、制大黄 5 克、羌活 3 克、防风 3 克、甘草 5 克，15 剂收功。

病例 2：金某，男，65 岁。2021 年 8 月 29 日初诊。

自诉上山干活，右眼不慎被树枝戳伤，疼痛怕光流泪，视力障碍 3 天。曾用左氧氟沙星滴眼液滴眼无效，病情逐渐加重，头痛眼疼剧烈，彻夜不眠。

检查：右眼白睛抱轮红赤（++），黑睛中央偏下方一圆形溃疡，边界不清，有脓性分泌物黏附，神水混浊，黄液上冲，遮盖瞳神的 1/3。患者口苦口干，头痛目赤，大便 3 日未解。舌红苔黄厚，脉洪数。

此属凝脂翳之外邪不解，入里化热，肝胆火炽，热毒壅盛。先宜清热通腑，方用大承气汤合白虎汤：大黄 12 克（后下）、厚朴 10 克、枳壳10克、玄明粉10克（冲服）、生石膏50克（先煎）、知母18克、粳米20克、生甘草5克，2剂。外治：自配头孢唑林滴眼液50mg/5mL，托百士滴眼液，泰利必妥滴眼液，三支滴眼液并用，1分钟1次，连滴5次。以后相隔半小时滴1次，连用3天。并以1%阿托品眼膏扩瞳。

8月30日复诊，服中药后一日排便4～5次，患眼疼痛流泪症状减轻，检查黄液上冲较前有所减少。眼部脓性分泌物稍有减少。排便仍有3～5次。头痛眼疼锐减，但尚有口苦口臭，小便黄，舌红苔黄脉数。此属肝胆火炽，改方为四顺清凉饮子：龙胆草6克、黄芩10克、桑白皮15克、黄连5克、生大黄6克、车前子15克、生地黄15克、当归身10克、赤芍12克、川芎6克、羌活6克、防风6克、柴胡6克、枳壳6克、木贼草10克、甘草3克，3剂。滴眼液同上，三药并用，1小时1次，连用7天。

9月3日三诊，患者诉头痛消失，夜能入眠。大便日2～3次，小便转清。检查：白睛充血（++），黑睛翳障无扩展，边界稍清，黄液上冲已吸收，神水尚不清晰，脓性分泌物大量减少。原方减大黄为3克，3剂。滴眼液按3药并用，1小时1次继续滴眼。

9月6日四诊，白睛充血（+），黑睛溃疡已控制，疮面开始愈合，按原方继服5剂。

9月12日五诊，白睛充血（+），黑睛疮面愈合，遗留下绿豆样大小之斑翳，神水清，视力0.3。患者舌红脉细数，此属正虚邪恋证偏阴虚者，处方滋阴退翳汤：玄参15克、生地黄15克、麦冬15克、知母15克、菟丝子15克、甘草3克、白蒺藜12克、白菊花10克、青葙子15克、蝉蜕6克、木贼草10克，15剂，以扶正祛翳。3支滴眼液改为每日滴眼3～5次，每支间隔15分钟。

九、钉翳根深——深层角膜炎

【概说】

钉翳根深是指黑睛生翳如银钉头子样，深达黑睛里层的黑睛疾患。本病源自《秘传眼科龙木论》："此眼初患之时，眼中疼痛，作时赤涩，泪出怕日。治疗失时，致令睛上有翳如钉头子相似。不宜钩割熨烙，难得全效，宜令服药，此是热毒在于肝心。”《银海精微》谓此病为“风轮钉翳”“此乃劳伤肝经，或性躁急促之人，啼哭含情之妇，欲强制郁伤于肝，赤涩难开，痛牵头脑，泪出羞明怕日，钉翳日深，接引黄仁，根深血援终不移”。本病类似于西医之深层角膜炎。临床上不多见，治疗颇为棘手。

【诊治特色】

瞿氏中医眼科认为本病病因病机为风热外侵，或热毒之邪入侵黑睛所致，或是性躁之人，或思虑太过，劳伤肝经，肝虚火动，热毒积于肝心所致。临床辨证论治分为以下四型。

（一）风热侵袭证

症状：本证来势迅猛，初起胞睑肿胀，白睛红赤，黑睛生翳，如银钉状伸入。目赤疼痛，羞明泪出。舌淡红苔薄白或微黄，脉浮数。

辨证：此为风热侵袭黑睛。辨证以黑睛钉翳初起，眼中疼痛，作时赤涩，泪出怕日等系列风证为要点。

治则：疏风清热。

方药：羌活胜风汤加减。

（二）肝心滞热证

症状：钉翳逐渐深入黑睛，但未穿透黑睛里层。见白睛混赤，黑睛上银钉状翳，头大尾尖，垂直伸入里层。目赤疼痛较剧，牵及头额。舌红苔黄，脉弦数。

辨证：此属肝心积热，滞留黑睛，病渐入里。辨证以黑睛钉翳，根脚如钉深入，并伴有目赤疼痛较剧，牵及头额为要点。

治则：泻肝心火热。

方药：泻青丸合导赤散。

（三）邪毒内陷证

症状：钉翳深入黑睛里层，但未穿透黑睛，或穿透黑睛，或伴有黄仁前黄液上冲者。目赤疼痛较剧，牵及头额，患眼白睛混赤，邪毒侵入里层，黑睛钉翳逐渐加深，黑睛后壁有色素沉着，或见神水混浊，黄液上冲，黄仁肿胀，瞳神紧小，并伴有口苦咽干，溺黄便秘，舌红苔黄，脉弦数。

辨证：此为邪毒入里化热，毒热交加，黑睛、黄仁合病。

治则：清解里热、解毒。

方药：人参白虎汤合五味消毒饮加减，便秘溺黄者加大黄、玄明粉、木通。

（四）正虚邪留证

症状：炎症渐减，白睛淡红，黑睛则遗留钉状带根脚之白翳，如有穿透黑睛者，则见黄仁粘连于穿孔处，影响视力。

辨证：此为正虚邪留。

治则：调理气血、解毒退翳。

方药：银翘退翳散（见瞿氏家藏经验方）加减。

若患病日久，白睛混赤，黑睛钉翳障深陷，迁延不愈，伴全身气虚或阴虚症状。此为久病之后，正气不足，外邪滞留，致黑睛溃陷，久不愈合。辨证以日久黑睛钉翳深陷不能愈合伴气阴两虚症状为要点。可用托里消毒散扶正托毒。

外治方法：

1. 频滴抗生素滴眼液，如左氧氟沙星、托百士滴眼液。

2. 必要时涂阿托品眼药膏扩瞳。

3. 如发现钉翳深入黑睛穿孔，即用消毒纱布加压包扎。

【认识和体会】

钉翳，又称钉翳根深、钉头翳、钉翳障，是指黑睛生翳，尾大头尖，似银钉一样钉入黑睛，甚至穿透黑睛。临床上较为少见，治疗困难，预后不佳。

本病古籍已有记载，首见于《秘传眼科龙木论》，《银海精微》称其为风轮钉翳，《世医得效方》卷十六、《杂病源流犀烛》卷二十二称为钉翳根深，《太平圣惠方》卷三十六称为丁瞖，《普济方》卷八十眼目门称为目生钉翳，《圣济总录》卷一百十一称为目生丁翳，《明目至宝》卷二眼科七十二症称为丁翳根深，《眼科心法要诀》卷二有钉翳根深歌。这说明，在古代钉翳症的发病率是比较高的。我们在数十年的临床工作中也曾治疗过二三十例钉翳症。但钉翳症到底属于西医学的哪一种眼病呢？查阅李凤鸣教授主编的《眼科全书》及其他若干版的眼科学，都没查到类似钉翳症的疾病。有学者认为本病类似西医学的虹膜前粘连性斑翳，但这只是钉翳深入角膜，穿孔后引起的虹膜前突，与溃疡处粘连，而出现的粘连性斑翳，是属于角膜炎后遗症。

根据《秘传眼科龙木论》对钉翳症的描述“此眼初患之时，眼中疼痛，作时赤涩，泪出怕日。治疗失时，致令睛上有翳，如钉头子相似”，和我们对钉翳症的临床观察，钉翳症应属于急性进行性的深层角膜病变。

【病案举隅】

病例：金某，男，52 岁。2019 年 12 月 10 日初诊。

自诉右眼疼痛连额，视物不清 20 余天。20 天前劳动时被树枝戳伤，目赤疼痛较剧，牵及头额。

检查：患眼白睛混赤，钉翳自黑睛表层深入里层，如银钉状，尾大头尖，但未穿透黑睛，黑睛后壁有色素附着，神水混浊，黄液上冲，瞳神紧小，并伴有口苦咽干、溺黄便秘。舌红苔黄，脉弦数。

此为邪毒入里化热，毒热交加，黑睛黄仁合病。治以清解里热、解毒。方用白虎汤合五味消毒饮加减：石膏 50 克、知母 20 克、甘草 6 克、粳米 9 克、金银花 15 克、连翘 12 克、紫花地丁 30 克、野菊花 15 克、天葵子 10 克、生大黄 15 克、车前子 15 克，水煎温服，7 剂。泰利必妥滴眼液，2 小时 1 次，阿托品凝胶，每天 3 次。

12 月 18 日二诊，瞳孔已扩大，前房积脓吸收，房水转清晰，但黑睛钉翳尚无改变，患者尚口苦咽干，目赤疼痛。舌红苔黄，脉弦数。此属肝心积热，滞留黑睛，治以泻肝心火热。方药泻青丸合导赤散：当归10克、龙胆草6克、川芎6克、山栀仁12克、大黄10克、羌活6克、防风6克、生地黄15克、木通6克、竹叶10克、甘草5克，7剂。

12月26日三诊，黑睛钉翳有缩小，再按原方15剂。

2020年1月16日四诊，充血（+）黑睛遗留斑翳，治宜调理气血、解毒退翳，方用银翘退翳散：制香附10克、当归12克、白芍12克、川芎5克、金银花15克、连翘12克、钩藤20克、白僵蚕10克、白蒺藜12克、蝉蜕6克、炒栀子15克，15剂收尾。

十、疳疾上目——角膜软化

【概说】

疳疾上目是指继发于小儿疳积，初起眼干涩、夜盲，日久黑睛生翳糜烂，甚则溃破穿孔的眼病。又名小儿疳目、小儿雀目、疳眼症等，首见于《秘传眼科龙木论》，其言："初患之时，时时痒涩，捋眉、咬甲、揉鼻，致令翳生，赤肿疼痛，泪出难开。"此病多见于婴幼儿，常双眼发病。相当于西医学之角膜软化病。是由缺乏维生素A而引起的角膜溶解和坏死。食物中缺乏维生素A、喂养不当、吸收不良、慢性腹泻或患其他消耗性疾病如麻疹、肺炎时，病情迁延，又不注意补充维生素A是发病的常见原因。

【诊治特色】

瞿氏中医眼科认为本病的病因病机主要有三点：一是小儿喂养不当，或病中无原则忌口，或偏嗜食物，致脾胃虚弱，气血生化不足，肝虚血少，目失濡养；二是虫积成疳，脾胃虚弱，脾病及肝，肝虚血少，肝热内生，上攻于目；三是久患疳积，脾阳不振，寒凝气滞，阳虚阴盛，水湿不化，水寒之气上凌于目。临床分为以下四型辨证论治。

（一）肝脾亏虚证

症状：疳证初起，夜盲，白睛干涩，频频眨目，或白睛、黑睛失去光泽，多兼食少纳差，面色萎黄。舌淡红苔薄白，脉细。

辨证：此为饮食偏嗜，脾胃生化乏源，气血不足，目失濡养所致。

治则：健脾益气、消疳明目。

方药：参苓白术散加减。夜盲严重者，加鲜猪肝、枸杞子、夜明砂以补精血明目；脘腹胀满者加厚朴、陈皮行气悦脾；形寒面白、四肢不温者加附子、砂仁、扁豆等温中散寒。

（二）脾虚肝热证

症状：头眼疼痛，畏光流泪，白睛干涩，抱轮红赤，黑睛混浊或溃烂，甚至黄液上冲，严重者可致整个黑睛坏死、穿破，变成蟹睛，旋螺突起，眼球枯萎等恶候，多伴有腹胀、便溏、烦躁不宁。舌红苔黄，脉弦。

辨证：此为虫积成疳，脾胃虚弱，脾病及肝，肝热内生，上攻于目。辨证以黑睛出现混浊溃烂为要点。

治则：健脾清肝、退翳明目。

方药：肥儿丸加减，可于方中加夏枯草、菊花、蝉蜕以退翳明目，若有黄液上冲者，加薏苡仁、蒲公英、败酱草以清热排毒。

（三）中焦虚寒证

症状：头眼疼痛，畏光流泪，白睛干涩，抱轮微红，黑睛灰白混浊或溃烂，多伴有面白无华，发稀干枯，睡眠露睛，哭声无力，腹部凹陷，食欲不振，完谷不化，四肢不温，大便频泄。舌淡苔薄，脉细弱。

辨证：此为泄泻日久，中阳不振，寒从中生，寒凝气滞。

治则：温中散寒、补益脾胃。

方药：附子理中汤加减，若有脘腹冷痛者，宜加炮姜、肉桂以温中散寒。

（四）余邪未清证

症状：诸症好转，黑睛上遗留云翳、斑翳，或黑睛穿孔成蟹睛、黑翳如珠、旋螺突起等恶候，白睛微红，光泽欠佳。

辨证：此为病情日久，正虚无力抗邪，余邪未清。

治则：调理气血、解毒退翳。

方药：银翘退翳散（见瞿氏家藏经验方）加减。

外治方法：

1. 维生素 A 油剂滴眼。

2. 用 1% 阿托品眼膏扩瞳防止虹膜粘连。

3. 抗生素滴眼液滴眼，每日 3 ～ 5 次。

4. 晚睡前用抗生素眼膏涂眼。

5. 若黑睛穿孔，可用纱布绷带加压包扎，直到愈合。

6. 中医捏脊疗法：从长强至大椎穴，以两手指背横压在长强穴部位，向大椎穴推进，同时以拇指和食指将皮肤肌肉捏起，交替向上，直至大椎，作为 1 次。如此连续捏脊 6 次。在捏脊 5 ～ 6 次时，以拇指在肋部将肌肉提起，提 4 ～ 5 次，捏完后，再用两拇指从命门向肾俞左右推压 2 ～ 3 下。每日 2 ～ 3 次，连续 3 ～ 5 日。此法有调理脾胃、调和阴阳、疏通经络的作用。

【认识与体会】

角膜软化症是因维生素 A 缺乏所引起的高度营养障碍性眼病，常见于麻疹肺炎等急性传染病，或消化不良、慢性腹泻的小儿。中医眼科称为“疳疾上目”，认为是由饮食不节，损伤脾胃，致成疳疾，导致土衰木旺，肝热上攻于目所致。

本病在 20 世纪 60 ～ 70 年代较多见，大都是农村、山区的儿童，主要与饮食、营养、腹泻、消化不良有关。80 年代以后，由于社会进步，生活条件和文明程度的提高，这种疾病临床上已很少遇到。引起本病的原因主要是维生素 A 的吸入不足和排泄太快，西医是对因治疗：①补充维生素 A，肌内注射维生素 A 注射液 7 ～ 10 天，每天不少于 2 万单位；或口服乳白鱼肝油液，每日 3 次，每次 10mL。②口服 B 族维生素、干酵母等；可用肠虫清片杀虫消疳。③腹泻严重时结合全身采用大输液，调节水电解质平衡，必要时加入抗生素控制感染。④纠正水电解质平衡，治疗同时存在的全身疾病。⑤若本病出现泄泻不止，手足水肿，全身枯竭，当以挽救生命为重，须按儿科危重症救治。

中医采用专方治疗，用陆南山《眼科临证录》治疗角膜炎的退翳散，具有调理气血、清肝退翳的功效。经调整后取名银翘退翳散，组成：制香附9克、当归6克、川芎3克、白芍9克、钩藤10克、僵蚕9克、白蒺藜12克、蝉蜕（去足）3克、炒栀子9克、金银花10克、连翘10克，水煎服。因一例患小儿疳眼伴黑睛生翳，黄液上冲，故用本方同服，3剂后角膜症状竟明显好转，继服12剂后治愈。这个偶然发现使我们在此后治疗小儿疳疾病时把调理气血、清肝退翳法作为首要的治疗手段，经临床治疗数十例角膜软化病，确能起到迅速控制角膜感染、使前房积脓消退、愈合溃疡、缩短病程的疗效。不管病程在初期、中期或后期，或是出现黑睛坏死穿孔、蟹睛、黄液上冲等都有效，一般在服药1周后黑睛症状好转，充血减轻，前房积脓吸收，2～3周后角膜穿孔愈合，蟹睛吸收平复。这说明银翘退翳散对小儿疳眼病有卓著的疗效。本病后期可用参苓白术散或保和丸，以资巩固疗效。

【病案举隅】

病例1： 小儿黄某，男，8岁。1978年11月9日初诊入院。

家属代诉：患儿消化不良、大便溏泄1个月后，双眼干燥，至晚视物不清，日间闭目不开。

检查：左眼结膜干燥无光泽，充血（+），睑裂部球结膜上出现明显的毕脱氏斑，角膜暗淡无光，表面5点钟处出现树枝状溃疡，前房少量积脓，右眼症状同左眼，角膜中央部出现条状浸润。患儿伴消瘦、腹泻、皮肤干燥、哭声嘶哑、腹部膨隆等疳积症状。

诊断：双眼角膜软化症（第3～4期）。

治疗：双眼1%阿托品眼膏扩瞳，结膜囊内涂0.5%金霉素眼膏，外点5%链霉素滴眼液，包扎双眼，肌内注射维生素AD针，每次1mL，每日1次；口服乳白鱼肝油，每次10mL，每日3次。用上药治疗5天后，上述症状轻度好转，但不太明显。由于患儿臀部肌注后引起红肿疼痛，停用维生素AD针。

11月14日复诊，改用中药退翳散3剂，结合西药治疗。

11月17日三诊，症状明显好转，右眼前房积脓消失，双眼充血（+），角膜溃疡面缩小，结角膜光泽度较前好，患儿稍能张眼视物，继用原方3剂结合西药治疗。

11月20日四诊，患儿二便正常，食欲好，能张目走路。检眼见双眼结膜囊润泽、无充血，角膜光泽复原，溃疡愈合，遗留斑翳。继用退翳散去银翘，加保和丸10克，服6剂而愈。

11月26日出院，嘱其带维生素AD丸1瓶，保和丸500克返家继服。

1979年2月门诊随访，患儿健壮活泼，体重比患病时增重3公斤，腹平软，双眼结膜润泽，角膜清亮，右眼角膜遗留线条状斑翳，视力左眼1.5，右眼1.0。

病例2：潘某，女，6岁。1978年12月16日初诊。

其母代诉：患儿双眼患病半个月，晚间视物不明，日间目闭，不能睁目，常俯于其母怀中，伴有腹泻、纳差、烦躁不宁、揉鼻咬甲等症状。

检查：双眼结膜干燥，无光泽，两侧睑裂部结膜可见毕脱氏斑，角膜暗淡无光，呈雾状混浊，患儿伴有全身营养不良。

诊断：双眼角膜软化症（第三期）。

治疗：1%阿托品眼膏扩瞳，每日1次，0.5%金霉素眼膏涂眼，每日3次，0.25%氯霉素滴眼液滴眼，每日3次。维生素AD针肌内注射，每次1mL，每日1次，连注10天；口服B族维生素，并内服中药退翳散5剂。

12月21日复诊，症状明显好转，角膜雾状混浊消退，患儿能张眼视物，继用原方5天。

12月26日三诊，两眼症状好转，患儿尚腹泻，呈豆腐渣样便，日4～5次，伴食欲不振，改用参苓白术散5剂，结合滴眼液眼膏外用和口服B族维生素及多酶片。

1979年1月1日四诊，大便转佳，日1次，纳好喜食，两眼结膜囊润泽，角膜清晰透明，病告愈，嘱其继服成药参苓白术丸500克补益脾胃。

十一、血溢神膏——玻璃体积血

【概说】

神膏即玻璃体，是指目中之血，不循经而行，溢入神膏之中，严重影响视力的内障眼病。古人用肉眼可观察到瞳神前方的积血，即前房积血，称血灌瞳神。但限于条件，无法观察眼底积血，故至今尚无病名。新世纪第四版《中医眼科学》将其定名为血溢神膏。本病相当于西医学的玻璃体积血。

【诊治特色】

瞿氏中医眼科认为本病病因病机主要为心肝火炽，火灼目络，迫血妄行，血溢神膏；或是肝肾阴虚，虚火上炎，虚火灼络，迫血妄行；或是眼部外伤，损及目络，气滞血瘀，溢于络外。临床辨证论治主要有以下四型。

（一）热火伤络证

症状：有眼内出血史，常感眼前黑影如浮云移动，或如旌旗飘拂，眼底镜下可见神膏内有厚薄不等的尘状、点状、絮状、团块状的弥漫性混浊物，可见视网膜出血性病灶，大量出血时，神膏高度混浊，视力急剧减退或仅有光感，眼底检查无红光，或仅红光反射。全身伴急躁易怒，口苦咽干，胸胁胀痛，舌红或舌尖红、苔黄，脉弦数。

辨证：此为心肝二经火热炎上，火灼目络，迫血妄行。辨证以眼前骤见红光满目或墨汁样喷出，以及伴全身心肝火热症状为要点。

治则：清心泻火、凉血止血。

方药：宁血汤（见瞿氏家藏经验方）加减。

（二）气滞血瘀证

症状：神膏积血日久，瘀血内停，久不消散，自觉眼前黑花，呈絮状或团块状混浊，色暗红或黑色，视力不同程度下降，或隐约可见眼底静脉迂曲扩张，视网膜呈点状、片状出血，严重者眼底漆黑一团，不能窥见，伴情志不舒，胸胁胀痛。口苦舌苔黄，或舌上有瘀斑，脉弦紧或涩。

辨证：此为肝郁气滞，脉络瘀阻，血溢络外，瘀滞于神膏内。辨证以神膏积血日久，瘀血内停，久不消散，眼底漆黑一团，不能窥见，伴全身肝郁气滞症状为要点。

治疗：疏肝理气化瘀。

方药：小柴胡汤加花蕊石散，或化瘀汤（见瞿氏家藏经验方）加减。

（三）冲气上逆证

症状：神膏积血吸收后，有因肝经风火，鼓动煽炽而血不能静者；有因肝火偏胜，横决而不可遏，致令血不能藏者；有冲气上逆，其证颈赤头晕，火逆上气，咽喉不利，乳下动脉辟辟弹指，颈上动脉现于皮肤者。出现神膏反复出血。

辨证：此为冲气上逆，气逆血升，致使目内小脉络破裂，而反复出血。

治则：清敛相火、治冲降逆。

方药：小柴胡汤加龙骨、牡蛎。

（四）虚火灼络证

症状：自觉眼前黑花飞舞，视力缓降或急降，玻璃体内可见尘状、点状、絮状、团块状混浊物，或眼底出血性病灶，全身常见头晕耳鸣，心烦少寐，口燥咽干。舌红少苔，脉弦细数。

辨证：此为阴虚火旺，热入血分，灼伤脉络，眼底出血，瘀血渗入神膏内，致神膏混浊。辨证以神膏内见尘状、点状、絮状、团块状混浊物，伴全身阴虚火旺症状为要点。

治则：清热滋阴、凉血化瘀。

方药：知柏地黄汤加味。

手术治疗：对于玻璃体混浊久不吸收，时间半年以上，明显影响视力，特别是形成机化膜牵引，易引起视网膜脱离者，应考虑做玻璃体切割治疗。

【认识与体会】

玻璃体自身无血管，其营养物质靠脉络膜的血供和房水的循环来供给。玻璃体的代谢产物由房水循环来转运，故房水、脉络膜的正常代谢和循环是维持玻璃体清澈透明的保证。

玻璃体的积血来自视网膜和葡萄膜的破损血管或新生血管。其出血的来源分为三种：①视网膜血管性疾病：如视网膜静脉阻塞、视网膜静脉周围炎、糖尿病性视网膜病变等，病变的血管或新生血管大量出血，进入玻璃体内。②眼球外伤或手术：眼球穿孔伤、球内异物、眼球钝挫伤等，眼球壁组织内的血管破裂，致血液进入玻璃体内。内眼手术和视网膜手术，也可造成玻璃体出血。③其他眼底病：如视网膜裂孔、老年性黄斑变性、视网膜血管瘤、某些葡萄膜炎等，都可造成玻璃体出血。出血分为两种：一是来自脉络膜视网膜的血管出血，可用常规的凉血止血化瘀法；另一种是视网膜新生血管破裂出血，这种出血的特征为反复出血，由于新生血管内皮细胞结构不良，极易渗漏血浆和反复出血，故在用药上须以止血化瘀，如三七、花蕊石、蒲黄、红茜草、五灵脂。达到止血不留瘀、化瘀防出血的目的。

玻璃体内的血液不仅使介质混浊，而且能刺激以巨噬细胞浸润为主的慢性炎症，破坏玻璃体凝胶结构，造成玻璃体液化和后脱离。

玻璃体积血的吸收：一是依赖溶血和巨噬细胞对红细胞的吞噬作用，血液由鲜红色血块逐渐变为暗红及灰褐色，缓慢地被清除；二是依赖房水代谢和排出功能。眼内出血后，微细的血凝块、红细胞的分解产物和含血色素的巨噬细胞，随着房水循环，从小梁网巩膜静脉窦（Schlemm管）排出，如果房水循环缓慢或生成不足，则排出机制不畅，混浊物的吸收则更为缓慢。

本病与心、肝、胆、三焦等脏器功能失调有关。治则从整体观念考虑，应以疏肝利胆、通利三焦治其本，活血利水、化瘀散结治其标，关键在于混浊物的溶解与排出，活血利水法能溶解玻璃体内炎性渗出物和血凝块，而疏肝利胆法能促使房水代谢功能增强，有利于代谢产物的排出。

瞿氏中医眼科治疗玻璃体积血，多采用唐容川《血证论》的治血四步法。《血证论》吐血篇指出："平人之血，畅行脉络，充达肌肤，流通无滞，是谓循经，谓循其经常之道也。一旦不循其常，溢出于肠胃之间，随气上逆，于是吐出。盖人身之气游于血中，而出于血外，故上则出为呼吸，下则出为二便，外则出于皮毛而为汗。其气冲和则气为血之帅，血随之而运行，血为气之守，气得之而静谧。气结则血凝，气虚则血脱，气迫则血走，气不止而血欲止，不可得矣。"该段论述指出气与血的密切关系。

"血之归宿，在血海，冲为血海，其脉丽于阳明，未有冲气不逆上，而血逆上者也。仲景治血以治冲为要，冲脉丽于阳明，治阳明即治冲也。阳明之气，下行为顺。"故治血证，以治冲降逆为主要治疗原则。

唐容川治疗血证的四大要法，唯以止血为第一要法。血止之后，其离经之血，是为瘀血，既与好血不相合，又与好血不相能，或壅而成热，或变而为痨，或结瘕或刺痛，日久变证，未可预料，必亟为消除，以免后来诸患，故以消瘀为第二要法。止吐消瘀之后，又恐血再潮动，则需用药安之。故以宁血为第三要法。邪之所凑，其证必虚，出血既多，阴无有不虚者矣。阴者阳之守，阴虚则阳无所附，久且阳随而亡，故又以补虚为收功之法。四者乃通治血证之大纲也。

1. 止血：其法独取阳明。阳明之气，下行为顺，所以逆上者，以其气实故也。盖气之源在肾，水虚则气热，火之源在心，血热则火盛，火热相搏则气实，气实则逼血妄行。故唯有泻火一法，除暴安良，去其邪以存其正。张仲景之泻心汤，方名泻心，实则泻胃，胃气下泄，则心火有所消导，而胃中之热气，亦不上壅，斯气顺血不逆矣。而大黄一味，既是气药，又是血药，能推陈出新，止血而不留瘀，尤为妙药。外而经脉、肌肤、躯壳，凡属于气逆于血分之中，致血有不和处，大黄之性，亦无不达。盖其药气最盛，故能克而制之，使气之逆者，不敢不顺，既速下降之势，又无遗留之患。我们在泻心汤的基础上，加槐花、侧柏叶、小蓟、白茅根凉血止血，白茯神、酸枣仁、柏子仁镇心安神。用于眼科血证的出血期，其止血效果明显。

2. 消瘀：血既止后，其经脉中已动之血，有不能复还故道者，凡有所瘀，莫不壅阻气道阻滞生机，久则变为骨蒸、干血、痨瘵，不可不急去之也。且经隧之中，既有瘀血踞住，则新血不能安然无恙，终必妄走而吐溢矣，故以去瘀为治血要法。用花蕊石散，令瘀血化水而下，且不动五脏真气，为去瘀妙药。如无花蕊石，用醋黄散（三七、郁金、桃仁、牛膝、醋炒大黄）亦有迅扫之功。然旧血不去，新血断然不生，而新血不生，则旧血亦不能自去矣！

玻璃体积血的瘀血期，我们采用小柴胡汤合花蕊石散加减治疗，即小柴胡汤加花蕊石 10 克、三七 3 克、牛膝 15 克、大黄 5 克。

中医认为，玻璃体为神膏，属足少阳胆经，房水为神水，属手少阳三焦经，二者同为少阳经。少阳经络受阻，会使眼内房水循环代谢减弱，影响玻璃体积血的吸收。小柴胡汤为疏肝利胆、和解少阳之剂，能疏通少阳经络，增强玻璃体的代谢功能，促使房水的生成与排出。花蕊石散和醋黄散中之花蕊石、三七、牛膝、生大黄，能将玻璃体内凝结的瘀血消溶，化血为水。二者结合，能促使玻璃体积血消溶吸收。花蕊石散中的花蕊石，能使瘀血化水而下，从小便而出。醋黄散中的三七，小剂量能止血化瘀，大剂量能活血化瘀，为止血化瘀之首选药，配伍花蕊石，其化血祛瘀功效更大。大黄与牛膝配伍，能引血下行。使瘀血从大便而出。

唐容川认为："小柴胡汤原是从中上疏达肝气之药，使肝气不郁，则畅行肌腠而荣卫调和。今加祛瘀之品，则偏于祛瘀，凡瘀血阻滞荣卫者，用之立验。"

3. 宁血：吐既止，瘀既消，或数日间，或数十日间，其血复潮动而吐者乃血不安其经常故也。必用宁血之法，使血得安乃愈。唐氏认为致血不安的病因有六种：有外感风寒者；有胃经遗热气燥血伤而血不安者；有因肺经燥气，气不清和，失其津润之节制；有因肝经风火，鼓动煽炽而血不能静者；有或肝火偏胜，横决而不可遏，致令血不能藏者；有冲气上逆，其证颈赤头晕，火逆上气，咽喉不利，乳下动脉辟辟弹指，颈上动脉现于皮肤。眼科以后三种为多，常见于糖尿病性视网膜病变、老年性湿性黄斑变性、高血压性视网膜病变、视网膜静脉周围炎等眼病，以视网膜反复出血为主要特征。眼科血证，多为冲气上逆。《黄帝内经》谓冲为气街，又谓冲为血海，气逆血升，此血证之一大关键也。故张仲景治血以治冲为要。病至宁血期，多以小柴胡汤加龙骨牡蛎，以导冲逆。小柴胡又是清火以治冲之法。本方治热入血室，血室者，肝之所司也，冲脉起于血室，故又属肝，治肝即是治冲。血室在男子为丹田，在女子为子宫，其根系于右肾，肾中真阳寄于胞中，为生气之根，乃阴中之阳，肝木得之，发育条达，是为相火，其火如不归根即为雷龙之火。龙骨、牡蛎乃阳物而能蛰藏，取其同气以潜伏阳气，此尤治冲脉更进一层之法，合小柴胡，大有清敛相火之功。

张锡纯《医学衷中参西录》之镇肝熄风汤，功用镇肝息风、滋阴潜阳。方中重用牛膝30克、代赭石30克治冲降逆，引气血下行；龙骨、牡蛎、龟甲、白芍益阴潜阳、镇肝息风；玄参、天冬下走肾经，滋阴清热，合龟甲、白芍滋水以涵木，滋阴以柔肝；茵陈、川楝子、生麦芽清泄肝热、疏肝理气；甘草调和诸药，合生麦芽和胃安中。该方也可用于眼科血证的宁血期。

4. 补血：邪之所凑，其气必虚。不独补法是顾虚，即止血消瘀，用攻治法，亦恐日久而致虚。唐氏对补血法的描述，总体概括了肺胃、心肝、脾肾等各脏器的阳虚、阴虚、气虚、血虚的各种理法方药。如肺阴虚用辛字润肺膏滋补肺中阴液；地魄汤补土生金、补金生土。肺阳虚用保元汤温补肺阳，甘温除大热。心血虚用天王补心丹启肾之水、上交心火，火不上炎，则心得所养，补水宁心。心经血虚火旺者，用朱砂安神丸泻心火、补心血、安心神，养血清心。心经火虚，不能生血，瘦削悸怯，六脉细弱，用人参养荣汤，补脾胃以补心。脾虚不能统血，用归脾汤治之，此为以阳生阴、以气统血之总方。脾阴虚，用杨西山甲己化土汤，而人参、天花粉尤滋生津液之要药。如脾阳不旺、不能磨化水谷者，用仲景小建中汤尤胜，补阳致阴，为虚劳圣方。如肝血虚，用四物汤加味，滋养肝血，清热除烦。肝气虚，用桂枝甘草龙骨牡蛎汤以敛助肝阳。肝血不畅和，用逍遥散和肝。肝经血脉大损，虚悸脉代者，法宜大生其血，宜仲景炙甘草汤，大补中焦，受气取汁，并借桂枝入心，化赤为血，使归于肝，以充百脉，为补血第一方。若肾阴虚者，用地黄汤补肾之阴而兼退热利水，退热则阴益生，利水则阴益畅。盖膀胱化气，有形之水下泄，无形之水如露上腾而四布矣。火甚者，加知母、黄柏。阴虚火旺者用丹溪大补阴丸。如小便清和，无痰气者，用左归饮多服亦佳。若有肾阳虚者，用金匮肾气丸从阴化阳，补水济火以治之。再加牛膝、车前子或黄柏、知母，更能利水折火。

【病案举隅】

病例：徐某，男，68岁，永嘉县瓯北镇人。2020年5月1日初诊。

自诉左眼视力下降4个月。病史：2020年1月23日，因视力下降去温州某医院诊治，右眼视力0.9，左眼视力0.6。诊断：OS视网膜分支静脉阻塞；黄斑水肿；年龄相关性白内障。用过复方血栓通胶囊，OS玻璃体腔先后注药雷珠单抗针2次，但4个月内反复出血3次。

检查：右眼视力1.0，左眼视力0.5，眼底：OS视网膜分支静脉颞上支阻塞，牵涉到远端毛细静脉出血，累及黄斑部。

患者急躁易怒，面赤烘热，失眠多梦，口苦咽干，舌质红苔薄黄，脉弦长有力。属络瘀暴盲症，肝阳上亢、气血上逆，治宜镇肝降逆、滋阴潜阳。方用镇肝熄风汤：怀牛膝30克、生赭石30克、生龙骨20克、生牡蛎20克、生龟甲15克、生杭芍15克、玄参15克、天冬15克、川楝子6克、生麦芽10克、茵陈15克、甘草5克，15剂。

5月16日二诊，右眼视力1.0，左眼视力0.8，服药后诸症皆平和，脉仍大而弦长有力，继服原方15剂。

6月3日三诊，右眼视力1.0，左眼视力1.0，眼底视网膜静脉颞上支尚有散在性出血，黄斑反光未见。继服原方15剂。

6月30日，视力两眼均1.0，视网膜颞上支静脉出血全部吸收。为巩固疗效，嘱其继服镇肝熄风汤15剂，至脉象平和为止。

2021年4月6日，1周前种菜，用锄头翻地用力后，左眼突然出血失明,2～3天后，视力稍有好转。检查：右眼视力1.0，左眼视力0.15，扩瞳检眼底：玻璃体高度混浊，有大片状黑色絮状物游离，不能窥见眼底。证属血溢神膏。先宜泻火宁神、凉血止血。方用宁血汤：黄连5克、黄芩15克、大黄6克、槐花15克、侧柏叶15克、小蓟30克、白茅根30克、白茯神12克、酸枣仁10克、柏子仁10克，水煎服，7剂。

4月14日，左眼视力0.6，玻璃体渐清晰，但尚有大块状混浊物。治宜疏肝利胆、化血消瘀。改方为小柴胡加花蕊石散：柴胡15克、黄芩12克、半夏10克、党参15克、炙甘草5克、生姜9克、大枣3枚、花蕊石10克、三七3克、醋大黄6克、牛膝15克，水煎服，15剂。

5月5日，自觉视力恢复，黑花基本吸收，左眼底检玻璃体清晰，视网膜颞上方有陈旧性出血斑。左眼视力0.8。现病已进入宁血期，治疗以清敛相火、治冲降逆为主。方用小柴胡汤加龙骨牡蛎方：柴胡15克、黄芩12克、半夏10克、党参15克、炙甘草5克、生姜9克、大枣3枚、龙骨30克、牡蛎30克，连服1～2个月。

2022年3月底电话随访，患者诉服小柴胡汤加龙骨牡蛎方2个月停药，至今未见复发。

十二、消渴目病——糖尿病性视网膜病变

【概说】

消渴目病是指由消渴病引起的以视网膜血瘀证为主要特征的致盲眼病。中医眼科古籍无本病名记载,《河间六书》指出:“夫消渴者，多变聋盲目疾。”新世纪二版《中医眼科学》针对消渴病中晚期出现的眼底出血性病变，定名为消渴目病，相当于西医学之糖尿病性视网膜病变。为糖尿病的严重并发症之一。其发生率与糖尿病的病程、发病年龄、遗传因素和控制情况有关，病程越长发病率越高。血糖控制不好、肥胖、吸烟、高血压、高血脂、妊娠、肾病等均可加重本病。

【诊治特色】

瞿氏中医眼科认为本病病因病机主要为：七情失调，气郁化火，燥

火刑金，致肺燥上消；醇酒厚味，脾胃积热，致胃热中消；劳欲过度，肾阴耗损，致肾虚下消；三消之中，先自肺胃，后及肾阴；先为燥热，后为阴虚，形成阴虚燥热的基本病机。若迁延失治，阴伤及气，可见气阴两虚；继而阴损及阳，致阴阳两虚，甚则肾阳式微之候。燥热灼目，可致眼部热结血瘀，继而阴虚，可致阴虚血瘀；“血不利则化为水”，并见血瘀水停；病久阴伤及气，气阴两虚，气虚不能运血，可致气虚血瘀；日久肾阴日损，阴损及阳，肾阳衰微，脾阳不振，气机凝滞，不能温化水湿，湿不化则聚而成痰，痰瘀互结，脉络不利，致有形之物阻滞。

由此，辨证论治分为三种证型。

（一）阴虚燥热证

症状：口渴多饮，消谷善饥，舌红苔燥或有裂纹，脉细数。

辨证：整体辨证和眼部局部辨证相结合。整体辨证：舌上赤裂、大渴引饮者多为肺燥上消；消谷善饥、大便干结者多为胃热中消；烦躁引饮、耳叶焦干、小便如膏者多为肾虚下消。三消证或轻或重或同时存在，一般先从上消开始，继而中上消，最后阴阳消长，以下消阴虚为重，特别是以肾阴亏虚为主。阴虚燥热证的病期为 5 ～ 10 年。眼部局部辨证：前期眼局部表现为血热血瘀证，眼底可见微动脉瘤，视网膜小点状出血；后期则为阴虚血瘀证，眼底可见视网膜出血斑硬性渗出等。

治则：滋阴清热、凉血化瘀。

方药：肺燥上消者用消渴目病一号方（见瞿氏家藏验方）。该方由白虎加人参汤、增液汤、犀角地黄汤三方组成。白虎汤为清泄肺胃之热的主要方剂，增液汤是滋阴生液的代表方，犀角地黄汤是凉血化瘀的代表方。方中石膏辛甘大寒，入足阳明胃、手太阴肺二经，为泄大热、除烦渴的主药，知母味苦气寒，上清肺热、中清胃火，质润以滋其燥，是为辅药，人参、甘草、粳米益胃养阴，玄参、麦冬、生地黄滋阴增液润燥，水牛角、生地黄、牡丹皮、赤芍清热凉血化瘀，诸药合用，共奏清热润燥、滋阴生津、凉血化瘀之效。

胃热中消者用消渴目病二号方（见瞿氏家藏经验方），大便燥结者加调胃承气汤加减。

肾虚下消者，用六味地黄汤加减。视网膜点状、片状出血，色泽鲜红，属血热血瘀证，加生地黄、赤芍、牡丹皮凉血化瘀，槐花、侧柏叶、白茅根、小蓟凉血止血；硬性渗出较多，属血瘀水停，加益母草，车前子、泽兰、旱莲草等行血利水。

（二）气阴两虚证

症状：多饮，多食，多尿，神疲形瘦，五心烦热，苔薄黄舌红少津，脉细数无力。

辨证：整体辨证和眼部局部辨证相结合。整体辨证：多饮、多食、多尿，神疲气短、多汗、病程较长、形体日瘦、五心烦热或大便不实，苔薄黄，舌红少津，脉细数无力，气阴两虚证的病期在第 10 ～ 15 年。眼部局部辨证：前期表现为眼底血瘀水停，视力下降，眼前有黑影飘动；眼底检查见视网膜黄斑水肿、渗出、出血；“血不利则化为水”，可见棉纯斑，并有视网膜出血斑；后期为气虚血瘀，眼底荧光造影可见视网膜毛细血管闭塞，大面积的视网膜缺血而致视网膜新生血管出现，此为增殖性病变的前期，由阴伤及气，气阴两虚，气虚则推动乏力，血流停滞所致。

治则：益气养阴、化瘀利水。

方药：玉液汤合生脉饮。玉液汤与生脉饮皆是气阴双补之方，方中生黄芪、生山药补中益气，人参补肺益气生津为主药，用量宜重，配葛根、花粉、麦冬养阴生津，知母清胃热、滋肾水，五味子补肺气、涩精气，与黄芪、人参配伍敛阴生津、固表止汗，生鸡内金健脾胃、布津液，与人参、黄芪配伍则补而不滞，且能入膀胱秘精缩泉，治小便频数。

视网膜水肿渗出较多，属血瘀水停，加益母草、车前子、泽兰、薏苡仁、猪苓等行血利水。

视网膜棉絮斑多者，属痰瘀湿浊，加半夏、浙贝、苍术、山楂以祛瘀散结。

视网膜反复出血者，属视网膜新生血管性出血，加三七粉、蒲黄、红茜草、花蕊石以止血化瘀。

多食易饥者加石膏、熟地黄以清胃滋阴。肾虚多尿者加山茱萸、枸杞子以滋补肾阴。

（三）阴阳俱虚证（脾肾阳虚）

症状：小便频多，口渴少饮，面色黑，耳轮焦干，腰膝酸软，形寒肢冷，舌淡苔白，脉沉细无力。

辨证：整体辨证和眼部局部辨证相结合。整体辨证：小便频，数量多，尿清、中见混浊，口渴少饮，面色黑，耳轮焦干，腰膝酸软，形寒肢冷，阳痿，舌淡苔白，脉沉细无力。阴阳俱虚证的病期为 15 ～ 20 年以后。由于消渴日久，肾阴日损，阴损及阳，肾阳衰微，脾阳不振，聚湿生痰，气滞血瘀，眼部脉络不利，有形之物阻滞。眼部局部辨证：眼底表现为痰瘀互结证，可见玻璃体出血、机化，灰白色增殖性条索，或与视网膜相牵；视网膜有新生血管，反复发生大片状出血，或视网膜增殖膜。

治则：温阳益肾、化痰祛瘀。

方药：金匮肾气丸合温胆汤加桃红四物汤。

金匮肾气丸为温补肾阳的代表方，亦是治疗消渴病的良方，应用于阴阳两虚或以阳虚为主者为宜。方中以六味地黄丸滋阴补肾，用附子、肉桂温阳暖肾，意在微微生火，以鼓舞肾气，取“少火生气”之义。赵献可《医贯》消渴论云：“盖因命门火衰，不能蒸腐水谷，水谷之气不能熏蒸上润于肺，如釜底无薪，锅盖干燥，故渴。至于肺亦无所禀，不能四布水津，并行五经，其所饮之水，未经火化，直入膀胱，正谓饮一升，溲一升……故用附子、肉桂之辛热，壮其少火，灶底加薪，枯笼蒸溽，槁禾得雨，生意维新。”

玻璃体有灰白色增殖絮或视网膜有增殖膜者，属痰瘀互结，加浙贝母、昆布、海藻、莪术以活血软坚散结。夜尿频、量多清长者酌加巴戟天、肉苁蓉、淫羊藿、补骨脂以温补肾阳。久病入络，酌加全蝎、地龙、僵蚕、䗪虫、水蛭以搜剔通络。

【认识与体会】

消渴目病是指由消渴病引起的以视网膜血瘀证为主要特征的致盲眼病。治疗上颇为棘手，以下就根据近年来治疗上的认识，对糖尿病性视网膜病变中医辨证思路进行探讨。

1. 糖尿病性视网膜病变（DRP）的发病机制和中医认识：糖尿病视网膜病变，临床分为二型六期，即单纯型和增殖型。

单纯型：由于血糖升高，使视网膜毛细血管内皮细胞基底膜增厚及壁内周细胞丧失，血管失去了屏障功能→渗漏→视网膜水肿、视网膜小点状出血→毛细血管闭塞→微动脉瘤→硬性渗出、黄斑囊样水肿。这一阶段的病变称为单纯性 DRP，它是以微动脉瘤的出现为本病最早期的病理改变，临床表现以早期出现玻璃体混浊为特征，其病理特征是以视网膜血管闭塞性循环障碍为主。

增殖型：是以视网膜新生血管的出现为主要标志，即临床表现为反复发作视网膜出血，由于长期进行性的视网膜微血管损伤→大片视网膜毛细血管闭塞→棉絮斑→大面积视网膜缺血→产生血管生长因子→视网膜新生血管→增殖膜→新生血管出血→玻璃体出血→机化膜→增殖性玻璃体视网膜病变→牵引性视网膜脱离→新生血管性青光眼→失明。这一阶段的病变称为增殖性 DRP，其病理性特征是以视网膜新生血管膜与玻璃体机化膜的增殖增生为主。

中医认为，糖尿病性视网膜病变以阴虚血瘀为其基本病机，微动脉瘤的生成由血瘀所致，视网膜新生血管的增生更源于血瘀。玻璃体出血、机化所形成的病理性产物归属于痰瘀互结。糖尿病性视网膜病变的眼底变化过程，与中医的血瘀证相符，它是由血热血瘀、阴虚血瘀，逐步发展到血瘀水停、气虚血瘀、气滞血瘀，最后形成痰瘀互结。

2. 糖尿病性视网膜病变的整体辨证：根据本病病变规律分阴虚燥热、气阴两虚、阴阳俱虚三个证型，至于瘀血内阻和痰瘀阻滞证，只是这三种主证在病变过程中所发生的兼症而已，在治疗中应予以兼顾。

消渴病是以阴虚燥热为基本病机。由于燥热内盛，伤津耗液，或肾阴不足，水亏火旺，灼伤真阴，导致阴虚燥热，燥热与阴虚往往互为因果，燥热越盛则阴越虚，阴越虚则燥热越甚。燥热与阴虚尚能互为转化，早期以肺胃燥热为主，后期则燥热减轻转为以肾阴亏虚为重。若本病迁延，阴伤气耗，可见气阴两虚，继而阴伤及阳，可出现阴阳俱虚，甚则肾阳式微之候。燥热耗灼阴血，或血热阴虚脉络破损，或气虚不能运血，均可形成瘀血，瘀阻水滞，水津不布致血瘀水停，或痰瘀互结，均可加重消渴，又可产生多种并发症。

3. 糖尿病性视网膜病变的眼底局部辨证：在眼科辨证中，以眼科血瘀证为基础理论，多把视网膜小点状出血、渗漏、微血管瘤、硬性渗出、棉絮斑、视网膜新生血管等因视网膜毛细血管阻塞所引起的症状，归属中医的血热血瘀或阴虚血瘀证；把视网膜水肿、渗出，黄斑囊样水肿，玻璃体混浊、出血、机化等视网膜微循环障碍或血管屏障功能障碍引起的出血渗出水肿等，归属于中医的血瘀水停证；把视网膜新生血管膜、玻璃体出血机化膜、牵引性视网膜脱离等因纤维组织增生所致的病变，归属于中医的痰瘀互结证。

所以，从眼科辨证来分析，本病由阴虚燥热开始，热邪侵入脉络多及血分，热邪灼津伤阴，虚热内生，血受热则煎熬成块，阻滞脉络而血瘀（类似微血管瘤），称血热血瘀；阴虚燥热灼伤脉络，致血不循经，溢于脉外而出血（类似视网膜小出血、渗漏），称阴虚血瘀。血瘀日久，血瘀水停，血不利则化为水，故视网膜水肿、硬性渗出、黄斑囊样水肿，气滞血瘀，眼底荧光造影可见视网膜毛细血管闭塞，大面积的视网膜缺血而致视网膜新生血管出现，故出现棉绒斑，此为增殖性病变的前期；由阴伤及气，气阴两虚，气虚则推动乏力，致血流停滞而引起的视网膜反复出血，称为气虚血瘀；消渴病久，脾肾阳虚，气机凝滞，不能温化水湿，湿不化则聚而成痰，痰瘀阻滞，脉络不利，致有形之物，称为痰瘀互结。

4. 整体辨证与眼底局部辨证相结合

（1）阴虚燥热证的整体辨证：舌上赤裂、大渴引饮者多为肺燥上消；消饥善食、大便干结者多为胃热中消；烦躁引饮、耳叶焦干、小便如膏者多为肾虚下消。三消证或轻或重或同时存在，一般先从上消开始，继而中上消，最后阴阳消长，以下消阴虚为重，特别是以肾阴亏虚为主。

眼部辨证：前期表现为血热血瘀证，眼底可见视网膜水肿、视网膜小点状出血；后期则为阴虚血瘀证，眼底可见视网膜出血斑、微动脉瘤、硬性渗出等。治疗以滋阴清热、凉血化瘀为主。

（2）气阴两虚证的整体辨证：多饮，多食，多尿，神疲气短，多汗，病程较长，形体日瘦，五心烦热或大便不实。苔薄黄，舌红少津，脉细数无力。

眼部辨证：前期表现为眼底血瘀水停，视力下降，眼前有黑影飘动；眼底检查见视网膜黄斑水肿、渗出、出血；“血不利则为水”可见棉絮斑，并有视网膜出血斑；后期为气虚血瘀，眼底荧光造影可见视网膜毛细血管闭塞，大面积的视网膜缺血而致视网膜新生血管出现，此为增殖性病变的前期，由阴伤及气，气阴两虚，气虚则推动乏力，血流停滞所致。治疗以益气养阴、化瘀利水为主，

（3）阴阳俱虚证的整体辨证：小便频，数量多，尿清、中见混浊，口渴少饮，面色黑，耳轮焦干，腰膝酸软，形寒肢冷，阳痿，舌淡苔白，脉沉细无力。

眼部辨证：由于消渴日久，肾阴日损，阴损及阳，肾阳衰微，脾阳不振，聚湿生痰；气滞血瘀，眼部脉络不利，有形之物阻滞。眼底表现为痰瘀互结证，可见玻璃体出血、机化，呈灰白色增殖性条索，或与视网膜相牵，视网膜有新生血管，反复发生大片状出血，或视网膜增殖膜。治疗以温阳益肾、化痰祛瘀为主。

中医认为，单纯型 DRP，由阴虚燥热开始，经过血热血瘀、阴虚血瘀两个过程，到了气阴两虚的前期，而增殖型 DRP，是由气阴两虚的后期，经过血瘀水停、气虚血瘀或气滞血瘀等过程，到了阴阳俱虚阶段，最后出现痰瘀互结。

由此可见，糖尿病引起的全身病变和眼底病变的发病规律是同步的，而且中医阴虚与血瘀的理论是有共性的。有学者通过临床研究分析

显示，随着病症中阴虚燥热→气阴两虚→阴阳俱虚的演变，不仅 DRP 发生的可能性逐渐增高，而且 DRP 由单纯型向增殖型发展，气阴两虚证的患者可出现增殖型前期症状，阴阳两虚证的患者多为增殖型症状，随着 DRP 的发生，患者全身血瘀证的情况明显加重。

【病案举隅】

病例：丁某，女，68 岁，温州市瓯海区丽岙街道人。2020 年 2 月 26 日初诊。

自诉两眼视力逐年下降，眼前黑花飞动 4 年。患 2 型糖尿病 15 年。

检查：右眼视力 0.3，左眼视力 0.25。扩瞳检眼底：右眼（OD）视网膜广泛性硬渗，以后极部为多，视网膜下方有出血斑及少量棉绒斑，黄斑囊样水肿。左眼底同右眼。患者面色少华，神疲气短，多汗咽干，五心烦热，舌红少津，苔薄黄，脉虚无力。

全身辨证为气阴两虚，眼部辨证为血瘀水停。治宜益气养阴、利水化瘀。方用玉液汤合生脉饮加味：生黄芪 30 克、西洋参 10 克、生山药 30 克、麦冬 10 克、花粉 20 克、葛根 15 克、知母 10 克、五味子 10 克、鸡内金 20 克、益母草 15 克、泽兰 15 克、车前子 15 克，15 剂。

二诊，右眼视力 0.4，左眼视力 0.3. 服药后神疲气短等诸症好转，眼底视网膜出血斑有吸收。但黄斑囊样水肿无改善。继服原方 15 剂。

三诊，右眼视力 0.4，左眼视力 0.3，近 3 天空腹血糖 7.8 ～ 8.5mmol/L。眼底情况如前。改方：生黄芪 30 克、西洋参 10 克、生山药 30 克、麦冬 10 克、花粉 20 克、葛根 15 克、知母 10 克、五味子 10 克、鸡内金 20 克、生山楂 30 克、紫丹参 20 克、车前子 15 克，15 剂。

四诊，右眼视力 0.4，左眼视力 0.4，OCT 检查提示黄斑囊样水肿有吸收。继用上方 15 剂。

五诊，右眼视力 0.5，左眼视力 0.4，眼底视网膜出血已吸收，硬渗和棉绒斑减少，黄斑囊样水肿部分吸收。处方：生山楂 30 克、鸡内金 20 克、紫丹参 20 克、车前子 15 克，水煎服，连服 30 剂。

6 月 6 日复诊，视力稳定，未见新的出血。嘱其继续服金楂丹车散 3 ～ 6 个月。以消除眼底之瘀血与湿浊。

金楂丹车散由鸡内金20克、生山楂30克、丹参20克、车前子15克4种药组成。鸡内金有化结石，化增生、肌瘤、囊肿，化食积，治遗尿等功能，擅长软坚化积，对人体内的一切硬块都有软化作用，近代名医张锡纯特别喜欢用它。山楂健脾胃，助消化，行气化瘀，除痰积。鸡内金、山楂二者配伍，其化瘀消积的功效更大；丹参苦能泄、温能散，专入血分，其功能补血养血、活血行血，久服利人益气，与鸡内金、山楂相须为用，能防止血液黏稠，血中脂质堆积，有化瘀血而不伤新血，开郁气而不伤正气之妙；中医认为，血管内多余之脂质或渗出血管外之脂质，属“痰浊”之范畴，是由气虚无力推动，痰浊败血滞于脉中所致，人到中老年，正气不足，活动减少，气虚、血瘀、痰凝是必然的，眼底出血、黄斑变性，也是血中脂质堆积，气血不能正常运行所致，车前子清热利湿明目，通过利水渗湿的作用，把眼内的代谢性产物转运出去。

十三、视瞻有色——中心性浆液性脉络膜视网膜病变

【概说】

视瞻有色是指外眼无异常，唯视物昏矇不清，中心有灰暗或棕黄色盘状阴影遮挡或视物变形的内障眼病。该病首见于《证治准绳·杂病》，古籍“视直如曲”“视大如小”“视正反斜”等都属于该病的范畴。本病多发于20～45岁男性，病变部位局限于眼底后极部，有自限性，易复发。类似西医学的中心性浆液性脉络膜视网膜病变。其发病机制是：视网膜色素上皮屏障出现障碍，致使脉络膜毛细血管漏出的血浆通过受损的色素上皮进入视网膜下，液体积聚于视网膜神经上皮与色素上皮之间，从而形成后极部视网膜的盘状剥离。

【诊治特色】

瞿氏中医眼科认为本病病因病机主要有以下三个方面，一是饮食不节或思虑过甚，内伤于脾，脾不健运，水湿上泛；二是湿聚为痰，郁遏化热，上扰清窍；三是肝肾两亏，精血不足，目失濡养。因而临床分为三种证型。

（一）水湿上泛证

症状：自觉症状同上，眼底见视网膜圆形反光轮，黄斑水肿明显，中心凹反光减弱或消失，兼见胸闷纳呆，呕恶，大便稀溏。舌苔滑腻，脉濡或滑。

辨证：此为饮食不节，脾失健运，水湿上泛。

治则：利水渗湿、健脾。

方药：四苓散合温胆汤加减。黄斑区水肿明显者加车前子、琥珀末以利水化痰，纳呆便溏者加莲子、芡实、薏苡仁以健脾除湿。

（二）痰湿化热证

症状：自觉症状同上，眼底见黄斑水肿及黄白色渗出，脘腹痞满，纳呆呕恶，小便短赤。舌红苔黄腻，脉滑数。

辨证：此为偏食肥甘或嗜食饮烟酒，聚湿生痰，郁而化热，痰热为患。

治则：清热利湿化痰。

方药：甘露消毒丹加减。黄斑区黄白色渗出较多者可加丹参、郁金、山楂以理气化瘀，脘腹痞满者加鸡内金、莱菔子以消食散结，小便短赤者加车前子、泽泻、黄柏以助清热利湿。

（三）肝肾亏虚证

症状：自觉症状同上，眼底见黄斑水肿消退，黄斑色素紊乱，少量黄白色渗出中心凹反光减弱，或兼见头晕耳鸣，梦多滑遗，腰膝酸软。舌红少苔，脉细。

辨证：此为肝肾亏虚，精血不足，目失濡养。

治则：滋补肝肾、化瘀散结。

方药：四物五子汤加减。黄斑区渗出较多，色素紊乱者，加山楂、海藻、昆布以软坚散结。

其他疗法：

激光光凝：适用于明显荧光渗漏，渗漏点在视盘—黄斑纤维索外，离中心凹 250mm 以外，病情 3 个月以上仍见到荧光渗漏，并有持续存在的浆液性脱离者，采用黄色、绿色或红色激光光凝漏点，光凝后 2 ～ 3 周即可痊愈。但由于离中心凹近，手术有风险，需谨慎。

【认识与体会】

以上中医治疗方法是根据黄斑中心凹病变的渗出、吸收及修复过程而制定的。初起为渗出期，视网膜神经上皮层与色素上皮层的盘状分离，积液较多，水肿明显，为水湿上泛证，《素问·至真要大论》曰"诸湿肿满，皆属于脾"，以四苓散合温胆汤健脾化痰、利水渗湿、消除水肿。中期为吸收期，渗出液有所吸收，浓缩成黄白色点状沉着物于中心凹，眼前阴影缩小，但颜色加深，可能是液体减少，色素浓缩的关系。这种沉着物中医认为系痰瘀所结，水湿积聚而生痰，郁而化热，热而致瘀，痰瘀互结所致，所用药物为甘露消毒丹，以其清热利湿化痰，加丹参、郁金、山楂以消瘀散结。后期为修复期，目的是修复造成渗漏的脉络膜毛细血管和视网膜色素上皮细胞的屏障功能。中医认为视网膜主肝肾，脉络膜主心肾，上述功能的损害与肝肾亏虚、目失濡养有关，治疗上以补益肝肾为主，四物五子汤主之。

本病的原发部位，目前通过眼底荧光血管造影对其发病机制的认识已经比较清楚，主要是由于视网膜色素上皮的屏障功能出现障碍，致使脉络膜毛细血管漏出的血浆通过受损的色素上皮进入视网膜下，液体积聚于视网膜神经上皮与色素上皮之间，形成后极部的视网膜盘状脱离。视网膜色素上皮具有多种复杂的生化功能：传递营养、吞噬代谢产物和避免脉络膜血管正常漏出液中大分子物质进入视网膜的视网膜—脉络膜屏障功能。一旦这种功能遭到破坏，即出现上述症状。根据本病的临床发病规律：漏出—水肿—吸收—再漏出—再吸收的公式来分析，"漏"是发病的原因，只要漏洞尚存，本病就易复发。如果能修复视网膜—脉络膜屏障功能的损伤，截流堵源，就有可能控制复发。

中医认为肝主藏血，肝受血而能视，与脉络膜含有丰富的血管供给视网膜外层营养的生理功能相似，现代研究提示了肝血可直接影响眼的功能状态；肾主藏精，精充目明，精即真精、神光、神水，类似视网膜的感光系统和神经传导系统，肾精的盛衰直接影响眼的视觉功能，因此，肝肾亏虚、精血不足会导致视网膜脉络膜功能受到损害。

《证治准绳》视瞻有色篇认为“当因其色而别其证以治之。若见青绿蓝碧之色，乃肝肾不足之病，由阴虚血少，精液衰耗，胆汁不足，气弱而散”所致。根据《黄帝内经》五色对应五脏的理论，青绿应属肝胆，碧蓝应属心肾，辨证可用四物五子汤治之；“若见黄赤者，乃火土络有伤也”，应为脾络受损、聚湿生痰或郁而化热、湿热为患，辨证可用四苓散合温胆汤或甘露消毒丹治之。

四物五子汤是治疗中心性浆液性脉络膜视网膜病变的效方，瞿氏中医眼科在应用时常在原方基础上去车前子、地肤子，加女贞子、楮实子，其以熟地黄、当归、川芎、白芍即四物汤滋养肝血，调理视网膜色素上皮和脉络膜毛细血管的血循网络，枸杞子、女贞子、覆盆子、楮实子补肾阴，菟丝子微补肾阳，全方具有滋补肝肾、和血明目之功效。黄斑区色素沉着多者加山楂、鸡内金、丹参、车前子以消积散结、化瘀利水。

我们认为：本病只有以补法修复脉络膜之渗漏，才能使漏出之液迅速吸收，色素沉着物逐渐消失，而能控制复发。

【病案举隅】

病例 1：诸某，男，43 岁。温州市鹿城区人。2018 年 8 月 9 日初诊。

自诉左眼视物模糊，视物变小、变远，眼前有黄绿色暗影遮挡半个月。经温州某大医院诊断为中心性浆液性视网膜病变。

检查：右眼视力 1.2，左眼视力 0.4，左眼外观无异，眼底检查：视网膜、视网膜血管、视盘均正常，黄斑中心凹光反射消失，黄斑区可见细小的灰白色沉着物，后极部可见一圆形光反射轮。阿姆斯勒方格表（Amsler 表）检查可见视物变形及中心暗点。患者心烦不眠，有时眩晕呕恶呃逆，小便短，大便溏泄，苔白腻、脉弦滑。

此为脾失健运，水湿上泛，痰浊为患。治以健脾利水、渗湿化浊。

方药：四苓散合温胆汤：白茯苓15克、猪苓12克、泽泻10克、白术10克、半夏10克、陈皮6克、炙甘草6克、竹茹12克、枳实6克、藿香6克、白蔻仁6克，7剂。

8月17日二诊，左眼视力0.8。眩晕、呕恶、呃逆消失，小便稍长，大便软，日2～3次。继服原方7剂。

8月25日三诊，左眼视力1.2，诸症消失，眼底检查：黄斑水肿全部吸收，中心凹光反射重现。继服原方7剂以收功。

病例2：王某，男，51岁，乐清市柳市镇人。2018年6月6日初诊。

诉左眼视物模糊，有阴影、视物变小2年。病史：2017年3月起左眼视力下降，眼前有盘状阴影遮盖，经温州某大医院诊断为左眼中心性浆液性脉络膜视网膜病变。

检查：右眼视力1.0，左眼视力0.6，左眼外节部正常，扩瞳检眼底：OS：视盘正常，边界清，黄斑区见圆形盘状隆起，缘部可见弧形光晕，中心凹发光消失。患者纳呆呕恶，口苦口黏，小便短赤。舌红苔黄腻，脉滑数。

此为脾胃聚湿生痰，郁而化热，痰热为患。治宜清热利湿化痰。方用甘露消毒丹加减：滑石20克、黄芩12克、茵陈15克、石菖蒲10克、浙贝母12克、木通6克、藿香6克、连翘10克、白蔻仁6克、薄荷10克、薏苡仁30克，15剂。

6月23日二诊，眼前阴影缩小，颜色加深。黄斑区有黄白色点状沉着物，此为热而致瘀，痰瘀互结所致，原方加丹参15克、郁金10克、山楂30克，15剂。

7月8日三诊，右眼视力1.2，左眼视力1.0，视物无变形，眼前阴影极淡，但总觉比右眼暗。此为黄斑区色素沉着，中医认为视网膜主肝肾，脉络膜主心肾，脉络膜毛细血管和视网膜色素上皮细胞的屏障功能的损害与肝肾亏虚、目失濡养有关。后期治疗以补益肝肾、消积化瘀为主，方用四物五子汤加减：大熟地黄15克、当归12克、川芎6克、白芍15克、枸杞子15克、覆盆子15克、女贞子15克、菟丝子15克、楮实子15克、山楂20克、鸡内金15克、丹参15克、车前子15克，继服 1 个月。

2021 年年底返家过年复查，诉连服四物五子汤加味 2 个月，视力正常，视物无变形，至今 2 年多未复发。

十四、流泪症——泪溢

【概说】

流泪症是指泪液不循常道而溢出睑弦的眼病。流泪症分为热泪、冷泪两种，古代眼科医籍上有迎风流泪、无时泪下、迎东证、迎西证等多种病名，多患于春季和冬季，常见于女性及老年人，沿海一带患者较多。类似西医学之泪溢，多因泪道阻塞、狭窄等引起。

西医认为病因有三：①泪小点异常：包括泪小点外翻、狭窄、闭塞或缺如，泪液不能进入泪道。②泪小管至鼻泪管阻塞或狭窄：包括先天性闭锁、炎症、肿瘤、眼外伤、异物等各种因素引起的活动或功能不全，致泪液不能排出。③其他原因：如鼻阻塞。

流泪症不单指冷泪，其广义应包括因风流泪、因热流泪、因湿流泪、因虚流泪 4 种，风泪往往与热泪并存，多由风热之邪侵袭所致，临床上多见于流泪症初起阶段，湿泪与虚泪则为流泪日久，缠绵不愈而出现的慢性眼病。

【诊治特色】

瞿氏中医眼科认为本病病因病机可分为以下四种：一是风邪外袭，泪窍不密，易致泪出；二是肝虚夹火，引动风邪，风热上犯；三是湿热之邪上泛空窍，泪道肿胀阻塞；四是肝肾亏虚，制约无权，以致溢泪。由此，临床辨证论治可分为以下四型。

（一）因风流泪证（风邪外袭）

症状：此患眼胞睑微肿，泪窍肿胀，眦角白睛微红赤，热泪较多，迎风更甚，或伴头痛、鼻塞、目眩。舌苔薄白，脉浮。但眼部无其他急性炎症表现。

辨证：为目窍空虚、外风侵袭所致。辨证以眼部风证较著及迎风流泪为要点。

治则：疏风止泪。

方药：川芎茶调散加味，泪热者加白菊花、木贼草、夏枯草以清肝泻火止泪。

（二）因热流泪证（肝虚夹火）

症状：胞睑微赤肿，两眦红赤，热泪多或黏浊。

辨证：此为肝虚夹火，引动风邪，虚窍不密，中有隐伏之火发，故泪流而热。辨证以热泪不止及全身肝经风热之象为要点。

治则：疏风清虚热止泪。

方药：白薇丸加减，若有泪液黏浊者，加金银花、连翘、蒲公英以清热解毒。肝火盛者加夏枯草、秦皮、青葙子、龙胆草以清肝泻火。白薇性凉，有患者服后有呕吐及胃部不适感，可给予上方加生姜。

（三）因湿流泪证（湿热上泛）

症状：患眼流泪，泪水淡黄而胶黏，两眦角微红，泪窍微肿，兼头重目昏、口苦口黏、小便黄赤，或大便黏溏。舌红，苔白腻或黄腻，脉滑细数。

辨证：此为目窍空虚，湿热之邪上泛空窍。辨证以泪水淡黄黏滞，伴全身湿热证候为要点。

治则：清热利湿止泪。

方药：甘露消毒丹加减。

（四）因虚流泪证（肝肾亏虚）

症状：目无赤肿，眼泪常流，泪液清稀冰冷，甚至无时泪下，久流失治，令目昏暗，兼头昏耳鸣，腰膝酸软。舌淡或红少苔，脉细弱。

辨证：此为肝肾两虚，制约无权，泪腺分泌功能失调，肾虚不能制泪。辨证以冷泪常流，甚至无时泪下，兼全身肝肾亏虚症候为要点。

治则：补益肝肾、收摄止泪。

方药：加味菊睛丸加减。若有夹风邪较重者，加细辛、白芷、防风以祛风止泪。

外治方法：

1. 用 0.9% 氯化钠溶液冲洗泪道，以观察泪道有无阻塞和阻塞的部位。

2. 外滴抗生素滴眼液。如氯霉素滴眼液、左氧氟沙星滴眼液、托百士滴眼液等。

【认识与体会】

流泪证的病因有二：一是泪液分泌过多；二是泪液排泄障碍。中医治疗对泪液分泌过多有效。

流泪证临床上非常多见，根据《银海精微》《审视瑶函》等中医古籍对该病病因病机的分析，归纳起来病因有四：一是风邪外袭，泪窍不密，易致泪出；二是肝虚夹火，引动风邪，致风热上犯；三是湿热上泛，阻塞空窍；四是肝肾亏虚，制约无权，以致泪溢。故而我们将本病也按上述病因进行分类，因风流泪，治则以疏风消肿止泪为主；因热流泪，治则以疏风清虚热止泪为主；因湿流泪，治以清热燥湿止泪；因虚流泪，治则以补益肝肾、收摄止泪为主。

瞿氏中医眼科观察过很多流泪症患者，冲洗泪道时泪道通畅，但上下泪点和泪小管一段均有肿胀，由于泪点及泪小管外围组织肿胀，迫使其内径缩小或闭塞，这可能是导致流泪的主要原因，故而应用疏风清热药物后使泪点处肿胀消退，泪点泪小管内径自然恢复，重新发挥其虹吸作用，继而恢复了排泪功能。川芎茶调散加味针对风证引起的泪道肿胀的流泪，其疏风消肿效果特别显著。

湿热上泛，泪液黏浊，频频拭目后常导致泪道肿胀，泪管内径缩小闭塞而流泪，甘露消毒丹有清热化湿、消肿去浊之功。

流泪证病情缠绵，多数患者经历过泪道探通、冲洗术，冲洗针头和探针的频繁出入，有可能导致泪道内壁的损伤，更易产生内膜粘连。白薇丸中的白薇有清虚热功效，石榴皮、秦皮都有收涩止泪功效，而防风、羌活、白蒺藜也具有疏风消肿的功效。我们认为该方可能对泪道有消肿和修复泪道黏膜的作用。

泪腺的分泌由三叉神经支配，中老年人泪溢多与功能性泪溢或器质性泪道阻塞有关，相当多的成人泪溢并无明显的泪道阻塞，泪道冲洗通畅。其主要原因是眼轮匝肌松弛、泪液泵作用减弱或消失。这种泪溢称为功能性泪溢，与中医的冷泪相似。加味菊睛丸的补益肝肾、收摄止泪功效，既能双向调节泪液的分泌，又能增强轮匝肌和泪液泵的功能。临床验证，该方对功能性泪溢是有效的。

【病案举隅】

病例 1 因风流泪：陈某，女，68 岁，乐清市北白象镇人。2019 年 3 月 9 日初诊。

诉两眼流泪，迎风更甚 3 天。3 天前外出被冷风吹袭，当晚即觉头痛鼻塞，两眼肿胀流泪。

检查：患眼胞睑轻度水肿，泪窍微肿，眦角白睛稍红赤，热泪较多，迎风更甚，伴头痛、鼻塞、目眩，舌苔薄白，脉浮。但眼部无其他急性炎症表现。

此为目窍空虚、外风侵袭所致。治以疏风止泪。方用川芎茶调散加味：薄荷 15 克、川芎 10 克、荆芥 6 克、细辛 3 克、防风 6 克、白芷 6 克、羌活 6 克、甘草 5 克、夏枯草 15 克、木贼草 10 克、秦皮 10 克、绿茶 5 克，5 剂。左氧氟沙星滴眼液，一天 5 次。

3 月 15 日二诊，患眼已无流泪，水肿消退，已愈，无须服药。

病例 2 因热流泪：李某，男，55 岁，北白象镇垟田村人。2019 年 4 月 19 日初诊。

自诉两眼流泪 8 个月，泪水灼热感，迎风更甚，伴眼角红，眼眵如糊状，曾于温州某医院行泪道冲洗数次未效。

检查：两眼泪点肿胀，眦部结膜充血（+），泪道冲洗见左眼泪道通畅，右眼进水时稍有阻力，两眼均无脓性黏液。患者舌红苔薄黄，脉浮细数。

此属肝经虚热、夹有风火，治以清肝热，疏风止泪。方用白薇丸加减：白薇 10 克、石榴皮 10 克、白蒺藜 12 克、防风 6 克、羌活 6 克、决明子 12 克、青葙子 12 克、密蒙花 12 克、秦皮 10 克，7 剂。滴托百士滴眼液，1 天 3 ～ 5 次。

4 月 27 日二诊，流泪明显减少，泪点肿胀吸收，眦部结膜充血淡，患者诉服药后大便量增多，日 4 ～ 5 次，胃部有不适感，上方减决明子 12 克，加生姜 1 片，7 剂。

5 月 5 日来电咨询两眼流泪已愈，问要不要再服药？嘱其停中药，继滴滴眼液 1 个月。

按：本例在白薇丸中加入决明子、青葙子、密蒙花、秦皮 4 味药，增强了清肝止泪、养肝明目的作用，但决明子易润肠，老年便溏者慎用。

病例 3 因湿流泪：苏某，女，67 岁，温州瓯海区仙岩街道人。2022 年 5 月 25 日初诊。诉两眼流泪，泪水胶黏已 1 个多月。

检查：两眼溢泪，泪水淡黄且胶黏，两眦角微红，按压泪囊部无脓液反流。泪点水肿，冲洗泪道时鼻咽部有药水流入感。患者头重头晕，口苦口黏，小便黄，大便黏溏，舌红苔黄腻，脉滑细数。

此为湿热上犯空窍，治以清热利湿止泪。方用甘露消毒丹加减：滑石 25 克、黄芩 12 克、茵陈 15 克、石菖蒲 10 克、浙贝母 10 克、木通各 6 克、藿香 10 克、连翘 10 克、白蔻仁 6 克、薄荷 10 克、白菊花 10 克、木贼草 10 克，15 剂。左氧氟沙星滴眼液、妥布地米滴眼液交替滴眼，每日 3 ～ 5 次。

6 月 13 日二诊，流泪明显减少，不胶黏，全身症状也见减轻。继服甘露消毒丹加减方 15 剂收功。

病例 4 因虚流泪：孙某，女，62 岁，温州市洞头区元觉镇人。2018 年 12 月 8 日初诊。诉两眼冷泪长流 2 年，秋冬之际更甚。

检查：两目角微红肿，常流泪，泪液清稀冰冷，无时泪下。冲洗时泪道通而不畅，但无黏液或脓液从泪窍溢出。伴有头昏耳鸣，腰膝酸软。舌淡红少苔，脉细弱。

此为肝肾两虚，制约无权，泪腺分泌功能失调，肾虚不能制泪。治以补益肝肾，收摄止泪。方用加味菊睛丸：肉苁蓉 12 克、巴戟天 10

克、枸杞子15克、甘菊花10克、熟地黄15克、五味子6克、青葙子12克、密蒙花12克、秦皮10克、细辛3克、防风6克，15剂。

12月25日二诊，溢泪减少，余症同前，继按原方去细辛、防风，15剂。

2020年1月14日三诊，流泪明显减少，头昏耳鸣、腰膝酸软亦有好转。嘱其继服加味菊睛丸30剂，服完后观察流泪情况，若还有流泪还需继续服1个月。

十五、火疳——巩膜表层炎

【概说】

火疳是指邪毒上攻白睛，无从宣泄，致白睛里层向外隆起局限性紫红色结节的眼病。又名火疡，最早见于《证治准绳·杂病》，多为单眼发病，也有双眼先后发病，女性多见，本病病程较长，亦易于复发，失治可波及黑睛及黄仁，甚至可造成失明。火疳反复发作，致热邪侵入黑睛深层，造成黑睛边际发生舌样混浊、尖端朝向黑睛中央的病变，称白膜侵睛。火疳反复发作或经久不愈，致使白睛变薄，内层葡萄膜颜色显露而呈蓝色，称白睛青蓝。本病类似西医学的表层巩膜炎和前巩膜炎。

【诊治特色】

瞿氏中医眼科认为本病的病因病机可分为以下四点：一是心肺热毒内蕴，火郁不得宣泄，上逼白睛所致；二是肝肺郁热，气机不利，以致气滞血瘀，滞结为疳，病从白睛而发；三是素有痹证，风湿久郁经络，郁久化热，风湿热邪循经上犯于目；四是肺经郁热，日久伤阴，阴虚火旺，上攻白睛。

本病发于白睛里层，以疼痛、怕光、流泪，病程缓慢，反复发作为主要特征，故治疗以清肝泻肺散郁治其本，活血疏风止痛治其标。临床通常分为以下四个证型。

（一）心火犯肺证

症状：患眼疼痛和压痛，睥眦与白睛之间红赤明显，白睛局部暗红色结节隆起，直径 2 ～ 3mm，可有数个，周围白睛红赤肿胀，常合并轻度瞳神紧小，每次发病持续 4 ～ 5 周，后炎症逐渐消退，但易复发，全身伴有口干咽痛，咳嗽，便秘。舌红苔薄黄，脉数。

辨证：此为心火犯肺、火克金之候。白睛风火相搏、气血瘀滞，混结而成疳症。辨证以睥眦部红赤、相侵白睛，睥眦与白睛之间暗红色结节隆起为要点。

治则：泻心清肺、活血止痛。

方药：洗心散合泻白散加减，痛甚者加白芷、细辛。

（二）肝肺郁滞证（邪入厥阴证）

症状：患眼以疼痛为主要症状，白睛红赤，局部有一个或多个暗红色结节隆起，周围白睛红赤肿胀，羞明流泪。伴口苦咽干，便秘溲黄，舌红苔黄，脉弦数。

辨证：此为肝肺郁滞、血瘀夹风作痛。辨证以肝郁气滞，眼部间歇性疼痛为要点。

治则：清肝解郁、祛风活血止痛。

方药：芎归辛芷汤加减。

（三）风湿热结证

症状：发病较急，眼珠闷胀而疼，并有压痛，羞明流泪，胞睑水肿，白睛漫肿红赤，紫红色结节样隆起，周围有赤丝牵绊，本病周期性发作，每次发病持续 7 ～ 10 天，间隔 1 ～ 3 个月，病情可持续 3 ～ 6 年或更长，常伴有关节酸痛，肢节肿胀，身重酸楚，胸闷纳减，病情缠绵难愈。舌苔白腻，脉滑或濡。

辨证：此为风湿之邪客于肌肉筋骨脉络，阻碍气机，郁久化热，上攻白睛。辨证以眼珠闷痛压痛及身重酸楚、肢节肿胀为要点。

治则：祛风化湿、清热散结。

方药：还阴救苦汤加减。

（四）肺阴不足证

症状：病情反复发作，病至后期，眼感酸痛，干涩流泪，视物不清，白睛结节不甚高隆，色紫暗，压痛不明显，咽干口燥，潮热颧红，便秘。舌红少津，脉细数。

辨证：此为病久邪热伤阴，阴虚火旺，然非实火，故辨证以眼部症状稍轻，病变反复为要点。

治则：养阴清肺散结。

方药：养阴清肺汤加减。阴虚火旺甚者加知母、地骨皮以滋阴降火；白睛结节日久难消退者以赤芍易白芍，酌加丹参、郁金、夏枯草、瓦楞子以清热消瘀散结。

外治方法：局部应用激素，如 0.5% 醋酸可的松滴眼液，或 0.025% 地塞米松滴眼液滴眼，每日 4 ～ 6 次；非类固醇滴眼液，如双氯芬酸钠滴眼液，普拉洛芬滴眼液，每日 4 ～ 6 次，以抗炎止痛。若并发瞳神紧小者用 1% 阿托品眼膏扩瞳。

【认识与体会】

火疳者，为金木水土火五疳中之急重症，是以白睛隆起紫红色肿块且病程长、反复发作、疼痛流泪怕光，炎症后巩膜易变薄为其主要特点。类似现代医学之巩膜表层炎和巩膜炎。巩膜由胶原纤维和弹力纤维致密交织组成，细胞成分和血管很少。巩膜的病理改变通常表现为肉芽肿性增殖、胶原纤维变性、坏死和慢性炎性细胞浸润，形成炎性结节或弥漫性炎性病变。由于巩膜血管和神经少，代谢不活跃，虽不易发病，但一旦发生炎症，病情进展缓慢，组织修复能力差，对药物的治疗反应也较差。巩膜炎的病因：①与多种全身感染性疾病有关，如结核、麻风、梅毒、结节病等，也可能与病灶感染引起的过敏反应以及内分泌因素有关；②因外伤或结膜创面感染造成者较少见，细菌、真菌、病毒等都可作为病原体，附近组织如结膜、角膜、葡萄膜或眶内组织炎症直接扩散，也可引起巩膜继发感染；③与自身免疫性结缔组织疾病有关，如类风湿关节炎、肉芽肿性血管炎（Wegener 肉芽肿）、系统性红斑狼疮、结节性动脉炎等。

陆南山先生的《眼科临证录》对表层巩膜炎和巩膜炎的治疗独出心裁，他对于巩膜表层炎的热入太阴证的认识：患眼有局部症状，全身无其他不适，也无明显疼痛和压痛，认为太阴肺经伏火，治宜泻肺养阴清热，方用泻肺汤。其药味组成仅六味，方中桑白皮、黄芩为清泻肺经的主药，桔梗能宣通肺气，地骨皮清热凉血，知母泻肺火而滋肾，麦冬清肺养阴润燥。该方对巩膜表层炎而无疼痛者，其疗效尚称满意。对于一例巩膜炎 8 年来反复发作，发作时眼痛较剧的患者，他认为多为肝气郁结，邪入厥阴。厥阴属肝，为藏血之脏。今邪入肝经，则血滞而不通。现眼珠疼痛已久，显为血滞而痛之证。拟活血止痛，祛风清热。方用川芎 3 克、当归 9 克、羌活 3 克、白芷 3 克、细辛 1.8 克、夏枯草 9 克、白蒺藜 9 克，14 剂，服中药后疼痛完全消失，视力进步。瞿氏中医眼科在该方的基础上，加白芍、甘草，取名为芎归辛芷汤，对巩膜表层炎和巩膜炎，眼痛较剧且病程长，有反复发作的患者，临床应用的确能取得止痛退赤的疗效。对于巩膜炎兼硬化性角膜炎，病程 4 年，长期口服与滴用激素而无效，陆氏用《原机启微》菊花决明散，以清热祛翳明目法，将硬化性角膜炎消退。陆氏的经验值得借鉴。

【病案举隅】

病例：诸某，男，45 岁，永嘉县上塘镇人。2020 年 8 月 9 日初诊。

左眼红肿，间歇性疼痛 1 个月。1 个月前因饮酒过量及劳累后引起，经温州某大医院诊断为前巩膜炎，用过激素、普拉洛芬滴眼液等，疼痛不能缓解。

检查：左眼鼻上方巩膜可见一个紫红色的结节隆起，大小约 4mm×5mm，周围布满赤脉。白睛混赤，轻度水肿。患者烦躁易怒，口苦咽干，便秘溲黄，舌红苔黄，脉弦数。

此为肝肺郁滞，邪入厥阴，血瘀夹风而作痛。治以清肝解郁、祛风活血止痛。方用芎归辛芷汤：当归 12 克、川芎 10 克、白芍 12 克、炙甘草 3 克、细辛 5 克、白芷 10 克、羌活 10 克、独活 10 克、夏枯草 12 克、白蒺藜 12 克，7 剂。

8月17日二诊，疼痛减轻，间歇时间延长，白睛里层结节缩小，周围赤脉变淡。药已中的，继用原方15剂。

9月4日三诊，疼痛已止，充血（+），白睛里层结节平复。嘱停药，继用普拉洛芬滴眼液，日3～5次。

十六、视瞻昏渺——老年性黄斑变性

【概说】

视瞻昏渺是指以老年人黄斑部萎缩变性为特征，随着年龄加大而视力减退日渐加重终至失明的眼病。该病名始见于《证治准绳·杂病》，书中描述："若人年过五十以外而目昏者，虽治不复光明，其时犹月之过望，天真日衰，自然目光渐谢。"多发生在50岁以上的中老年人，相当于西医学的年龄相关性黄斑变性（AMD），临床上根据眼底形态分萎缩型和渗出型两种类型。后者患病比例占10%～15%，两眼先后发病相隔不超过5年。

其发病机制目前仍不清楚。可能与黄斑区长期慢性的光损害、衰老、遗传、代谢、营养障碍等因素有关。

【诊治特色】

《证治准绳·杂病》指出："有神劳、有血少、有元气弱、有元精亏而昏渺者。"由此，瞿氏中医眼科将本病病因病机归纳为四点：一是人至五十，天癸竭，肾气衰，肝肾亏虚，精血不足，目失濡养，转运不畅，瘀结积聚，视瞻昏渺；二是饮食不节，脾失健运，不能运化水湿，聚湿生痰，或脾气虚弱气虚血瘀，痰瘀积聚，浊邪上泛，致视瞻昏渺；三是肝肾阴虚，虚火上炎，灼伤目络，脉络破损，血溢络外；四是久病阴损及阳，阴阳俱虚，气虚血瘀，血流阻滞，瘀结沉积，瘢痕形成。根据病因病机，结合本病的病程特点，瞿氏中医眼科将本病分为四型。

（一）肝肾阴虚证（初期）

症状：萎缩型黄斑变性初期（萎缩前期）：视物昏矇、中心暗影，或视物变形，眼底后极部视网膜可见较多的边界模糊的黄白色渗出斑

（玻璃膜疣），黄斑色素紊乱，呈现色素脱失的浅色斑点和色素沉着小点，如椒盐状。渗出型黄斑变性初期（盘状变性前期）：中央视力明显下降，玻璃膜疣和色素上皮明显改变，用方格图检查法（Amsler 法）检查为阳性者，则提示深部有渗液的可能。并见头晕耳鸣，腰膝酸软，心烦失眠，手足心热，面赤颧红，舌红少苔，脉细数或弦数。

辨证：此为肝肾亏虚，精血不能上荣，目失涵养，瘀结形成。辨证以玻璃膜疣增多和色素上皮萎缩为要点。

治则：滋养肝肾、化瘀散结。

方药：四物五子汤加减。伴肾阳虚者加巴戟天、肉苁蓉、补骨脂；湿性变性出血者加槐花米、蒲黄、小蓟、红茜草以凉血止血化瘀；玻璃膜疣量多者加丹参、莪术、水蛭以化瘀散结。

（二）浊邪蕴结证（干性中期）

症状：干性黄斑变性中期，自觉视物昏矇，视力逐渐减退，可有视物变形或见黑花飞动，视物有灰黄色阴影。眼底可见视网膜后极部有较多的边界模糊的黄白色渗出斑（玻璃膜疣），黄斑色素紊乱，呈脱色素或地图样萎缩。全身症见头重胸闷，头晕目眩，肢体乏力，嗜睡，舌苔黄腻或白腻，脉滑数等。

辨证：此为脾失健运，聚湿成痰或脾气虚弱，气虚血瘀，痰瘀聚结成浊邪，上犯目窍。辨证以后极部视网膜多个玻璃膜疣及全身症状和脉舌为要点。

治则：清热利湿、祛痰化浊。

方药：温胆汤加桃红四物汤。湿困者加藿香、蔻仁以芳香化浊。后期宜健脾益气、渗湿化浊，参苓白术散加减。

（三）瘀血阻络证（湿性中期）

症状：湿性黄斑变性中期，常为一眼突然发生视力骤降，眼底后极部有视网膜下新生血管膜，脉络膜毛细血管破裂后引起视网膜深层或浅层出血，或视网膜前出血，并伴有大量的玻璃膜疣。舌暗红或有瘀斑瘀点，脉细涩或弦涩。

辨证：此为肝肾阴虚，虚火上炎，灼伤目络，络损血溢。辨证以视网膜下新生血管膜和视网膜出血，色暗红，伴渗出、水肿及脉舌为要点。

治则：前期清热降火、凉血止血；中期滋阴降火、凉血化瘀；后期滋阴温阳、通脉化瘀。

方药：前期用宁血汤（见瞿氏家藏经验方），黄斑有水肿者加益母草、泽兰、车前子以止血化瘀利水。

中期用知柏地黄汤加味，方中加茜草、小蓟、蒲黄、茺蔚子以凉血止血化瘀，加枸杞子以增强补肾阴效果。后期用通脉化瘀汤（见瞿氏家藏经验方），黄斑水肿者加薏苡仁、车前子、益母草、泽兰以化瘀利水。

（四）气虚血瘀证或阴虚血瘀证（后期）

症状：萎缩型黄斑变性后期（萎缩期）视功能障碍，进行性脉络膜血管和视网膜色素上皮萎缩，出现后极部色素紊乱和地图状色素上皮萎缩区，或见到金属样反光；渗出型黄斑变性后期（修复期）色素上皮下和神经上皮下的渗出液和出血，将逐渐被吞噬细胞搬运吸收，并由成纤维细胞修复，形成一片黄白色机化瘢痕，或见色素团块，或见残留部分出血，黄斑中心凹功能丧失，兼见年老体衰，短气乏力，面色萎黄，倦怠懒言，心悸失眠，舌淡暗有瘀斑，舌下静脉曲张，脉涩或结代。

辨证：此为久病阴伤及气，气阴两虚，气虚不足以推动血行，血流停滞、转运无力，致脉络膜血管和视网膜色素上皮萎缩，或眼底瘀结沉积，瘢痕形成，或气虚血失统摄，脉络膜新生血管进入色素上皮下而反复出血。

治则：补气养阴、化瘀散结。

方药：属气血亏虚者用八珍汤加减；肝肾阴虚者用四物五子汤加减。若黄斑区有黄白色机化瘢痕或见色素团块，加山楂、鸡内金、丹参、车前子以消瘀散积；若心慌心悸、失眠多梦者加酸枣仁、柏子仁、首乌藤以养心宁神；情志抑郁者加柴胡、白芍、青皮、郁金以疏肝解郁；视网膜反复出血者属脉络膜新生血管性出血，加三七粉、蒲黄、茜草、小蓟以止血化瘀。

外治方法：施图伦滴眼液滴眼，每次 1 滴，每日 3 次。

【认识与体会】

对于干性黄斑变性，目前认为视网膜色素上皮细胞吞噬了光感受器的外节盘膜以后，消化后的残余物质形成脂褐质，堆积于色素上皮与玻璃膜（Bruch）之间形成玻璃膜疣，大量的玻璃膜疣的存在，引起Bruch 膜及视网膜色素上皮变性，导致老年性黄斑变性。又称萎缩型变性。

而湿性黄斑变性，如果脉络膜毛细血管萎缩，抑或由于 Bruch 膜破裂，脉络膜毛细血管由裂缝中向色素上皮生长，形成视网膜下新生血管膜，从而引起渗出、出血、机化，最终形成瘢痕，致使中央视力严重损失。这种变性又称渗出型变性。

1. 中医对老年性黄斑变性的病因的认识：《素问·上古天真论》说："女子二七而天癸至，任脉通，太冲脉盛，月事以时下，故有子……七七，任脉虚，太冲脉衰少，天癸竭，地道不通，故形坏而无子也。……丈夫八岁，肾气实，发长齿更，二八肾气盛，天癸至，精气溢泻，阴阳和，故能有子。……七八，肝气衰，筋不能动，天癸竭，精少，肾脏衰，形体皆极。"随着年龄的变化，人从少年到老年，肾中精气也从充盛走向衰弱。天癸是肾之精气，为先天之精，是构成胚胎发育的原始物质，也是促进机体生长发育和生殖的物质基础。它与肾中精气盛衰有关，天癸竭，即肾脏衰，精血不足，人渐衰老。因此说，人到 50 岁以后，机体功能开始衰老，同天癸竭，肾之精气衰弱密切相关。

老年性黄斑变性多发生于 50 岁以后的中老年人。《证治准绳·视瞻昏渺》认为："若年过五十以外而目昏者……天真日衰，自然目光渐谢。"这里的天真是指先天生成的真精、真气、真水，亦即肾之精气，日见衰微，导致视力逐渐下降。

老年性黄斑变性的确切发病机制尚不清楚，大多数学者认为与视网膜色素上皮的代谢功能衰退有关。它不仅含有多种溶酶体，不断消化所吞噬的感光细胞外界物质，并输送各种养分至感光细胞，和运出代谢产物至脉络膜，而且不断更新色素颗粒，保障光学功能，随时产生黏多糖物质至细胞间隙为视网膜液体外泄提供泵的作用。由于50岁以上的老年人身体机能趋向于衰老，体内营养障碍，代谢缓慢，色素上皮细胞的代谢功能也随之衰退，色素上皮胞质中消化不全的残余体——脂褐质颗粒逐年增多，以及消化残屑不断沉积在玻璃膜上，形成玻璃膜疣。西医学对玻璃膜疣的形成认为与视网膜色素上皮的代谢功能衰退有关，而色素上皮的正常生理功能则依赖脉络膜的血供来维持其营养所需。

中医认为肝主藏血，肝受血而能视，与脉络膜含有丰富的血管，供给视网膜外层营养的生理功能相似，现代研究提示了肝血可直接影响眼的功能状态，肾主藏精，精充目明，精即真精、真气、真水、神光，类似视网膜的感光系统和神经传导系统，肾精的盛衰直接影响眼的视觉功能。因此，肝肾亏虚，精血不足会导致视网膜脉络膜功能受到损害。

综上所述，老年性黄斑变性是人体衰老过程中眼部的一种退行性改变，其发病的原因是年老体衰，肝肾亏虚，精血不足，目失濡养，致目中代谢产物转运不畅，瘀结积聚而成。

2. 中医对玻璃膜疣的认识：玻璃膜疣为黄色、透明的圆形体，位于后极部的视网膜下，目前认为视网膜色素上皮细胞吞噬了光感受器的外节盘膜，消化后残余物质形成脂褐质，堆积于色素上皮与玻璃膜之间，形成了玻璃膜疣。可分为硬性、软性和融合性三种，硬性疣呈黄白色圆形，分散，边界清晰；软性和融合性疣色暗、较大，且大小不均，常融合成斑状或团块状，边界模糊。其出现是色素上皮萎缩和脉络膜新生血管发生的危险因素。

中医认为玻璃膜疣的生成与痰浊有关。由于年老体衰，脾虚运化无力，气血津液生化不足，清阳不升、浊阴不降，导致湿浊潴留，酿而成痰。据分析，软性和融合性的玻璃膜疣，边界模糊，混浊不清，形态不规则，属痰湿形成的病理性产物。硬性疣则为固态、圆形、边界清晰、不移动。同痰湿形成的产物有明显的区别，属阴虚血瘀形成的病理性产物。因此，我们理解，玻璃膜疣是属于气血虚弱、肝肾亏虚、机体功能衰老所形成的病理性产物，属于中医“结”的范畴，“结”分为气、血、热、毒、痰、湿、食、虫结八种，玻璃体疣是属于血瘀和痰浊所产生的“结”，“结者散之”，治疗上应采用化痰消瘀法，所用方剂有温胆汤合桃红四物汤等。

3. 干性黄斑变性和湿性黄斑变性的中医分型治疗

（1）干性黄斑变性是属于缺血性病变：表现为脉络膜血管和视网膜色素上皮进行性萎缩，眼底出现的黄斑色素紊乱，地图状色素上皮萎缩区，或金箔形外观。这些都是脉络膜缺血的表现。中医眼科认为开始为肝肾阴虚，精亏血少，目失濡养，致目中血瘀，脉络萎缩，治疗以滋补肝肾、益精明目为主，方用四物五子汤加减。中期玻璃膜疣逐渐增多，属脾虚积湿成痰夹阴虚血瘀，痰瘀互结聚集于黄斑区，故治疗以利湿化痰、活血祛瘀为主，温胆汤合桃红四物汤主之。后期久病阴损及阳，阴阳两虚，阳（气）虚不足以推动血行，血流停滞、转运无力，致脉络膜血管和视网膜色素上皮萎缩，治疗以补气养阴、化浊祛瘀为主，补阳还五汤合生脉饮主之。

（2）湿性黄斑变性是属于出血性病变：其基本病机与干性黄斑变性类似，主要病理变化都在色素上皮，所不同的是湿性变性的中期（突变期），除色素上皮细胞退变外，加上玻璃膜破裂，脉络膜新生血管进入色素上皮下，由于脉络膜血管闭塞，缺血缺氧，产生血管生长因子，致脉络膜新生血管形成，由于血管内皮结构不良，极易渗漏血浆和出血，故而出现视网膜下出血，严重者出血突破后界膜，进入玻璃体内。后期机化出现的色素团块及残留部分脉络膜血管反复出血。

中医眼科认为：初起亦为肝肾阴虚，精亏血少，目失濡养，致目中血瘀，脉络萎缩，治疗以滋补肝肾、益精明目为主，四物五子汤加减；中期玻璃膜破裂，脉络膜新生血管进入色素上皮下，新生血管突然破裂，从而引起渗出、出血和瘢痕修复的一系列的病理过程，此为阴虚血瘀、虚火上炎，灼伤目络、络损血溢，治疗先以宁血汤（见瞿氏家藏经验方）清热泻火、凉血止血，待血止后，再以知柏地黄汤加味滋阴降火、止血化瘀，若有阴阳俱虚、瘀血不易消融者，用通脉化瘀汤（见瞿氏家藏经验方）加益母草、泽兰、薏苡仁以通脉化瘀利水；后期久病阴损及阳，阴阳俱虚，阳（气）虚血瘀，血流阻滞，瘀结沉积，瘢痕形成，脉络膜严重缺血缺氧，脉络膜血管和视网膜色素上皮萎缩愈加严重，晚期出现黄白色机化瘢痕，治疗以滋阴温阳、化浊祛瘀为主，温胆汤合桃红四物汤主之，肾阴虚者加服六味地黄丸，肾阳虚者加服金匮肾气丸。

对于本病，目前西医无有效方法。中医眼科能在一定程度上提高视力，抑制玻璃膜疣的产生，控制渗出型变性的突变期出血，改善视网膜微循环，且长期服药无毒副作用，这就是中医药治疗本病的一大进展。

【病案举隅】

病例：朱某，男，57岁，住乐清市柳市镇西兴路8号。2021年3月9日初诊。

主诉两眼视力下降1年，经温州某医院诊断为双眼息肉状脉络膜血管病变，玻璃体内注过雷珠单抗针3次，视力无提高。

检查：右眼视力光感/30cm，左眼视力0.15，OCT及眼底照相提示：右眼后极部视网膜菲薄，可见大量脉络膜色素斑，盘斑区视网膜大片状萎缩，下方有大片状棉绒斑，黄斑中央区有大量新生血管，形成团块状隆起，周边区呈环形变性。左眼视盘鼻下支静脉阻塞、出血，累及颞下支静脉出血，黄斑区有新生血管形成，局部出血，黄斑周边部有大量玻璃膜疣。诊断：右眼，息肉样脉络膜血管病变；左眼：①视网膜分支静脉阻塞；②老年性黄斑湿性变性。患者舌暗红，舌下静脉迂曲、紫暗，苔薄白，脉细涩。

本病病期长，证属瘀血阻络证之后期，治以滋阴温阳、通脉化瘀利水。方用通脉化瘀汤加味：白芍20克、赤芍20克、炙甘草15克、炮附子10克、黄芩10克、葛根50克、蒲黄12克、茜草12克、小蓟15克、益母草15克、泽兰12克、薏苡仁30克，15剂。

3月19日复诊，患者诉服药后无任何不良反应，视力无明显改善。因急于外出经商，要求带药30剂，改为广东一方的中药颗粒剂，原方不变，分量稍轻。

4月24日来电，诉视力有改善，右眼视力手动/50cm，左眼视力1.2；在原方基础上改炮附子为6克、葛根30克，30剂。

5月25日，继服上方15剂。6月12日，继服上方30剂。至7月13日，共服中药4个月。患者返回温州某院复查：右眼视力手动/50cm，左眼视力1.2。OCT和眼底照相显示：右眼视网膜情况改善，黄斑团块状息肉局部缩小，表面新生血管萎缩。左眼视盘边界清晰，血管径及走向正常，鼻下支静脉阻塞部位消失，颞下支静脉阻塞之出血已完全吸收，黄斑区新生血管性出血也已吸收。玻璃膜疣明显减少。暂停药半年，2022年2月1日复查，右眼视力0.06，左眼视力1.2，脉络膜息肉无改变。

十七、目系暴盲（1）——前部缺血性视神经病变

【概说】

缺血性视神经病变是营养视神经的小血管发生阻塞、缺血，引起视神经局部供血不足，产生梗死所致。它是以突然视力减退、视盘水肿及特征性视野缺陷（与生理盲点相连的扇形缺陷）为特征的一组综合征。眼底检查视盘多为局限性灰白色水肿，相应处可见视盘周围的线状出血，后期出现视网膜神经纤维层缺损，早期视盘轻度肿胀呈淡红色，乃视盘表面毛细血管扩张所致。视野检查多见有与生理盲点相连的大片视野缺损，与视盘的改变部位相对应。眼底荧光血管造影早期可见视盘有局限性的弱荧光区，晚期该区则显现明显的荧光素渗漏，视盘呈一片强烈荧光。本病归属中医目系暴盲范畴，发病多为中老年人。其发病部位在筛板之前，称前部缺血性视神经病变，临床上较多见，发病部位在筛板后的称后部缺血性视神经病变，临床发病较少。本病的病因病机多为供应视盘筛板前区及筛板区的睫状后血管的小分支发生缺血，致使视盘发生局部的梗死。前部缺血性视神经病变与视神经炎同属于目系暴盲，但二者病因病机、临床表现均有不同，故而分目系暴盲（1）和目系暴盲（2）进行论述。

【诊治特色】

瞿氏中医眼科认为本病或因六淫外感或五志过极，肝火炽盛，循肝经上扰，灼伤目系，或因忿怒暴悖，情志内伤，肝失条达，气机郁滞，上壅目系，或因热病伤阴，或素体阴虚，导致阴精亏耗，水不济火，虚火内生，上炎目系，抑或因大病或久病后体虚，或失血过多，气血亏虚，目系失养。治疗当分急性期和慢性期，根据不同的病因病机，辨证论治。

（一）急性期

1. 寒邪直中证（中寒）

症状：患者素体阳虚，外感风寒后，目突然不明（眼底检查详见本病概说）。

辨证：此为寒邪直中足少阴肾经，致目中玄府闭塞，令目无所见。辨证以外感风寒，暴盲，神疲欲寐，舌苔白腻，脉沉微为要点。

治则：助阳解表、温肾散寒。

方药：麻黄附子细辛汤加桂枝、赤芍、葛根。

2. 血气上逆证（中风）

症状：目突然不明（眼底检查详本病概说）。头目时常眩晕或脑中常作痛发热，或目胀耳鸣，或心中烦热，或时常噫气，或急躁易怒、面赤烘热，或心悸健忘、失眠多梦、口苦咽干。脉大而硬或弦长有力。

辨证：此系久病阳伤和阴伤，导致肝阳上亢、肝阴不足，引动内风，气血上逆而致目中血瘀或出血。辨证以目突然不明和脉大而硬或弦长有力为要点。

治则：镇肝降逆、滋阴潜阳。

方药：镇肝熄风汤加减。

（二）慢性期

1. 肝经实热证

症状：视力急降，但无痛，眼底可见视盘充血肿胀，边界不清，视网膜静脉扩张迂曲，颜色紫红，视盘周围水肿、渗出、线状出血，全身症见头胀耳鸣，胁痛口苦。舌红苔黄，脉弦数。

辨证：肝之经脉与目系直接相连，此为肝火内盛循经直灼目系。辨证以视力骤降或视盘充血、肿胀等眼症及全身症状为要点。

治则：清肝泄热、凉血祛瘀。

方药：龙胆泻肝汤加减。本方以龙胆草、黄芩、柴胡泻肝经实火，木通、栀子泻心火、除烦热，车前子、泽泻疏利膀胱，当归、生地黄凉血化瘀，生甘草和中。对肝火、心火上扰，膀胱不利，循肝经灼伤目系，恰好切中病机。可于方中加夏枯草、决明子以增强清肝泻火之力；头痛、目痛者，加白菊花、蔓荆子以清利头目止痛；视盘出血色鲜红者，加牡丹皮、赤芍、槐花、白茅根凉血止血祛瘀；烦躁失眠者，加黄连、首乌藤清心宁神。

2. 肝郁气滞证

症状：患眼自觉视力骤降，无痛性，眼部检查同前，患者平素情志抑郁，或女性月经不调，喜叹息，头晕目眩，口苦咽干，胸胁疼痛。舌质暗红，苔薄白，脉弦细。

辨证：此为情志忧郁，气机滞塞，目系郁闭。

治则：疏肝解郁、理气化瘀。

方药：逍遥散合桃红四物汤加减。有热象者，加丹皮、栀子以清热凉血散瘀；头目隐痛者，加白菊花、石决明以清肝明目。

3. 阴虚火旺证

症状：眼症同前，全身症见头晕目眩，五心烦热，颧赤唇红，口干。舌红苔少，脉细数。

辨证：此为劳瞻竭视或热病伤阴致虚火上炎，灼伤目系。

治则：滋阴降火、活血化瘀。

方药：知柏地黄汤加减。方中可加丹参、桃仁、红花以活血化瘀。若有反复出血者，加蒲黄、小蓟、红茜草、槐花；若有口渴喜冷饮者，加石斛、天花粉、生石膏以生津止渴。

4. 气血亏虚证

症状：病久体弱，或失血过多，视力突然下降，眼底如上，兼面白无华或萎黄，爪甲唇色淡白，少气懒言，倦怠神疲。舌淡嫩，脉细弱。

辨证：目得血而能视，此为气血虚而目失所养之故。

治则：补气养血、通脉开窍。

方药：人参养营汤加减。可加丹参、石菖蒲、鸡血藤以活血养血。心悸失眠者，加酸枣仁、柏子仁、首乌藤以养心宁神。

外治方法：首选通关散，少许搐鼻，每日 4 ～ 6 次，搐鼻后致喷嚏连连，能扩张脑部血管，增强眼部血流量，有利于阻塞部位的血管栓子的移动。

其他疗法：本病对视力危害极大，属眼科急重症，宜早期中西医结合治疗以抢救视力。积极寻找原发病因，针对原发病治疗，改善眼部动脉灌注，是治疗本病最有效的方法。

1. 早期给予大剂量皮质类固醇类药物，用法同视盘炎。

2. 血管扩张剂：静脉滴注血管扩张剂，如 5% 葡萄糖注射液 250 毫升加复方丹参注射液 20mL，每日 1 次，7 天为一个疗程。改善微循环。或复方樟柳碱 2mL 做患眼颞侧皮下注射，每日 1 次，14 天为 1 个疗程，连注 3 疗程。

3. 神经营养剂：B 族维生素、三磷腺苷（ATP）、肌苷、弥可保等。

4. 降低眼压，以改善眼内血管的灌注压，同时积极治疗原发疾病。

【认识与体会】

缺血性视神经病变是营养视神经的小血管发生阻塞、缺血，而使视神经局部供血不足，出现缺血、缺氧，导致水肿、渗出、出血等一系列症状。全身大量失血、休克、严重贫血、红细胞增多、糖尿病、白血病、动脉硬化、颞动脉炎、青光眼等引起供血障碍的疾病，均可引起本病。属于中医眼科暴盲症之一。瞿氏中医眼科将本病分为急性期和慢性期，急性期按“中风”或“中寒”来诊断和治疗。如疾病转为慢性期，则按肝经实热、肝郁气滞、阴虚火旺、气血亏虚四证进行中医辨证：

1. 全身大量失血、休克、严重贫血—血容量降低—供血不足，类似中医的气血亏虚证。

2. 糖尿病、白血病、动脉硬化—血管壁损伤—供血障碍，类似中医的阴虚火旺证。

3. 颞动脉炎—炎症—血管水肿、渗出—供血障碍，类似中医的肝经实热证。

4. 青光眼—眼压升高—压迫血管—供血障碍，类似中医的肝郁气滞证。

以上西医病因分析与中医对目系暴盲的分型是相符的，由于本病的病因是供血障碍，相当于中医的血瘀证，因此在治疗中以气血亏虚、阴虚火旺、肝经实热、肝郁气滞四证为本，血瘀证为标，标本结合兼治。益气化瘀、养血化瘀、养阴化瘀、清热凉血化瘀、理气化瘀等方法要贯穿在治疗的始终。

【病案举隅】

病例：黄某，女，45岁。2009年6月30日初诊。

自诉左眼于2009年5月25日视力突然下降至光感，在当地治疗无效，6月15日、6月26日先后在外院两家医院诊治，分别诊断为左眼视盘炎、视网膜中央动脉不全阻塞、前部缺血性视神经病变，用过复方血栓通、弥可保、阿司匹林、复方樟柳碱等。6月30日来本院做复方樟柳碱针颞侧注射时要求中医治疗。

检查：视力右眼5.0、左眼指数/30cm，眼底视盘灰白色水肿，色淡，边界模糊，血管较细，以动脉血管为主，旁下盘沿见线状出血，黄斑中心凹反光弱。舌暗红，苔薄白，脉弦长有力。

治用中药镇肝熄风汤7剂，每日1剂，通关散搐鼻，每日3次。

7月1日，查左眼视力4.5；7月2日，左眼视力4.7；7月7日，左眼视力4.7，视盘水肿消退，边界稍清，色淡白，黄斑区清晰，中心凹反光微弱，舌脉如上，仍服原方15剂；7月22日，视力4.8，视盘色淡，颞侧盘沿不圆正，舌淡红，苔薄白，脉转弱，改方以补阳还五汤加石菖蒲、丝瓜络，连服2个月，视力4.9。随访3个月视力稳定。

十八、目系暴盲（2）——急性视神经炎

【概说】

目系暴盲是指目系因六淫外感、七情内伤或外伤等致患眼骤然盲而不见的眼病。该病首见于《证治准绳·杂病·暴盲》，可单眼或双眼发病，无明显季节性，起病多急重，可造成严重的视功能障碍。类似西医学之急性视神经炎，因发病部位不同又分为视盘炎和球后视神经炎两大类，是由感染性疾病、眶周或眼内炎症或脱髓鞘疾病等各种因素引起的视神经炎症，好发于儿童与青少年。本篇专述视盘炎和球后视神经炎。

【诊疗特色】

瞿氏中医眼科认为从中医角度，视盘炎和视神经炎的病因与肝热、肝郁、阴虚、气血亏虚有关，本病可因六淫外感或五志过极，肝火炽盛，循肝经上扰，灼伤目系所致；亦可因悲伤过度，忿怒暴悖，情志内伤，肝失条达，气机郁滞，上壅目系而成；或因热病伤阴，或素体阴虚，导致阴精亏耗，水不济火，虚火内生，上炎目系；或因大病或久病后体虚，或失血过多，气血亏虚，目系失养所致。辨证论治注重分清虚实。

（一）肝经实热证

症状：视力急降或失明，伴眼球胀痛或转动时作痛，眼底可见视盘充血肿胀，边界不清，视网膜静脉扩张迂曲，颜色紫红，视盘周围水肿、渗出、出血，或眼底无异常，全身症见头胀耳鸣，胁痛口苦。舌红苔黄，脉弦数。

辨证：肝之经脉与目系直接相连，此为肝火内盛，循经直灼目系。辨证以视力骤降、眼球转动时球后牵拽疼痛，或视盘充血肿胀等眼症及全身症状为要点。

治则：清热降火、舒经开郁。

方药：清热地黄汤加减。可于方中加夏枯草、决明子以增强清肝泻火之力；头痛、目痛者，加白菊花、蔓荆子以清利头目止痛；视盘出

血色鲜红者，加牡丹皮、赤芍、槐花、白茅根凉血止血祛瘀；烦躁失眠者，加黄连、首乌藤清心宁神。

（二）肝郁气滞证

症状：患眼自觉视力骤降，眼球后隐痛或眼球胀痛，眼部表现同前。患者平素情志抑郁，或女性月经不调，喜叹息，头晕目眩，口苦咽干，胸胁疼痛。舌质暗红，苔薄白，脉弦细。

辨证：此为情志忧郁，气机滞塞，目系郁闭。

治则：疏肝解郁、理气化瘀。

方药：逍遥散合桃红四物汤加减。热象者加丹皮、栀子以清热凉血散瘀；头目隐痛者加白菊花、石决明以清肝明目。

（三）阴虚火旺证

症状：眼症同前，全身症见头晕目眩，五心烦热，颧赤唇红，口干。舌红苔少，脉细数。

辨证：此为劳瞻竭视或热病伤阴致虚火上炎，灼伤目系。

治则：滋阴降火、活血化瘀。

方药：滋阴地黄丸加减。口渴喜冷饮者加石斛、天花粉、生石膏以生津止渴，血瘀者加桃仁、红花、丹参以活血化瘀。

（四）气血亏虚证

症状：病久体弱，或失血过多，视力突然下降，眼底如上，兼面白无华或萎黄，爪甲唇色淡白，少气懒言，倦怠神疲。舌淡嫩，脉细弱。

辨证：目得血而能视，此为气血虚且失所养之故。

治则：补气养血、通脉开窍。

方药：人参养营汤加减。可在方中加丹参、石菖蒲、鸡血藤以活血养血；心悸失眠者，加酸枣仁、柏子仁、首乌藤以养心宁神。

外治方法：针刺治疗。主穴为球后、睛明、四白、百会；配穴为血海、气海、肝俞、肾俞、合谷、行间。每次选主穴和配穴各 2 ～ 3 个。

【认识与体会】

本病属眼科急症，对视力危害极大，宜早期采用中西医结合治疗，及时抢救视力。

中医认为，目系暴盲的主要病变部位在目系，十二经中足厥阴肝经、手少阴心经、足太阳膀胱经多与目系发生联系：足厥阴肝经之主脉沿喉咙之后，上入颃颡，行大迎、地仓、四白、阳白之外，直接与目系相连并与督脉会于百会穴；手少阴心经的支脉从心系、上夹咽、系目系；足太阳膀胱经起于目内眦之睛明穴，上额循攒竹，过神庭、通天，斜行交督脉于颠顶百会穴，正属目本，称眼系。由此可见，该三经与目系都有联系，其中足厥阴肝经主脉与目系直接相连，故有“肝开窍于目”之称。

视盘炎与球后视神经炎，中医辨证分为实证、虚证。初起视力骤降，伴头晕头痛，眼球运动时伴牵拉性疼痛，视盘水肿、充血，视网膜出血呈鲜红或紫红色，多属肝经实热或肝郁气滞之实证，治疗上以清肝泻火或疏肝解郁、活血化瘀为主，方用清热地黄汤或丹栀逍遥散合桃红四物汤加减，清热地黄汤为清代刘耀先先生治疗青盲病的著名方剂。我们对本病有独到的见解，认为此症是“玄府幽隐之源郁遏，脏腑精华不能上升归明于目”，提出了“舒经开郁，清热降火”之法。

中后期视力上升，眼球牵拉痛减轻或消失。眼底检查：视盘水肿充血消失，出血吸收，此时病转虚证，出现阴虚火旺或气血亏虚，以滋阴降火或补益气血为主，方用滋阴地黄汤或人参养荣汤。滋阴地黄汤是《原机启微》用于治疗视神经炎的方子，该方主张“缓则治其本”，方中重用生地黄、黄芩、黄连三味滋阴泻火，以治其标；次重熟地黄、当归养血补肝，少佐人参、甘草、柴胡、枳壳调理气机，五味子、地骨皮、天冬滋阴敛瞳以治其本。

【病案举隅】

病例1视盘炎：朱某，女，61岁，乐清市盘石镇人。2017年2月12日初诊。

自诉右眼视力突然下降3天。病史：5天前晨起突然头痛（前额与两侧太阳穴痛）两天后视力下降。无高血压和糖尿病病史，小时候患过先天性心脏病。

检查：右眼视力 0.3，左眼视力 1.2，右眼前节部均正常，眼底：视盘充血水肿，血管迂曲，边界模糊不清，视网膜及黄斑部未见异常。

诊断：右眼急性视盘炎（目系暴盲）。

患者头痛头胀，口苦咽干，舌红，苔黄燥，脉弦数。此为肝火内盛，循经直灼目系。治以清肝泻火、舒经开郁。方用清热地黄汤：生地黄 15 克、玄参 10 克、天冬 10 克、黄连 5 克、黄芩 10 克、黄柏 10 克、地骨皮 10 克、当归 10 克、白芍 10 克、枳壳 6 克、生甘草 3 克，5 剂，每日 1 剂。

2 月 18 日复诊：患者诉服药后小便增多，右眼视力 0.5。眼底视盘充血减轻，边界欠清。尚有头痛目胀。药已中的，继用原方 5 剂。

2 月 24 日三诊：右眼视力 0.6，患者诉头痛头胀消失，视力有提高。眼底：视盘尚有出血水肿，边界尚欠清。继服清热地黄汤 15 剂。

3 月 10 日四诊，右眼视力 1.0，眼底视盘充血水肿消失，边界欠清，嘱服滋阴地黄汤 15 剂，滋阴降火、活血化瘀，以资巩固。

病例 2 急性球后视神经炎：付某，男，31 岁，贵州遵义人。2017 年 1 月 8 日初诊。

主诉左眼视力突然下降伴头痛、眼球痛 8 天。病史：2 年前右眼曾患过球后视神经炎，经治疗后好转。1 月 1 日夫妻吵架后大量饮酒，头痛，继而左眼眼球痛。经温州某医院诊断为急性球后视神经炎，用地塞米松 10mg 静脉滴注 3 天，视力提高，但出现胃出血，停药后视力下降。患者伴有肝炎、肺炎、胃溃疡病史。

检查：右眼视力 0.4，左眼视力 0.12。左眼眼球转动时有牵拉性疼痛。前节部正常，眼底：视盘色淡，边界清，视网膜未见异常，黄斑中心凹发光弱。诊断为急性球后视神经炎（目系暴盲）。

患者平素情志抑郁，头晕目眩，口苦咽干。舌质暗红，苔薄白，脉弦细。此为情志忧郁，气机滞塞，目系郁闭。治以疏肝解郁、理气化瘀。方用逍遥散合桃红四物汤：甘草 6 克、当归 12 克、茯苓 12 克、白芍 12 克、白术 10 克、柴胡 10 克、牡丹皮 10 克、栀子 12 克、熟地黄 15 克、当归 12 克、川芎 6 克、赤芍 12 克、桃仁 10 克、红花 5 克、白菊花 10 克、石决明 15 克，7 剂，每日 1 剂。

1 月 16 日二诊，右眼视力 0.4，左眼视力 0.3，患者胃部无不良反应，眼底无变化。舌苔脉象如前。继服上方 7 剂。

1 月 25 日三诊，左眼视力 0.6，患者头痛消失，眼球已无牵拉性疼痛。继服上方 15 剂。

2 月 11 日四诊，右眼视力 0.5，左眼视力 1.0，患者已上班，劳动时有微微汗出，全身乏力，眼底无明显改变。改方为八珍丸（浓缩），每服 12 丸，每日 3 次；逍遥丸（浓缩），每服 12 粒，每日 3 次。坚持 2 ～ 3 个月，以补益气血、疏肝解郁、巩固疗效。

十九、青盲——视神经萎缩

【概说】

青盲是指眼外观正常，视盘色淡，视力渐降，甚至盲无所见的眼病。小儿罹患者称为小儿青盲。病名首见于《神农本草经》。本病多由青风内障、视瞻昏渺、高风内障、络阻暴盲、目系暴盲等多种瞳神疾病演变而来，亦可由其他全身疾病或头眼部外伤引起，可单眼或双眼发病。相当于西医学之视神经萎缩，分为原发性视神经萎缩、继发性视神经萎缩和上行性视神经萎缩三种。

【诊治特色】

瞿氏中医眼科认为本病病因病机主要有五点，一是心荣亏虚，目窍失养，神光渐失；二是肝肾精气亏耗，不能上荣于目，致目窍萎闭，神光遂没；三是情志抑郁，肝气不舒，经络郁滞，目窍郁闭，神光不得发越；四是脾肾阳虚，精微不化，目失温养，神光渐失；五是头眼外伤，目系受损；或脑部肿瘤压迫目系，致脉络瘀阻目窍闭塞而神光泯灭。临床辨证论治可分为以下五种证型。

（一）心营亏虚证

症状：眼无外证，视力渐降，甚至失明。眼底可见视神经萎缩之改变。全身症见面白无华，头晕心悸，失眠健忘，舌淡脉细。

辨证：心主血脉，眼之神经依赖脉道的通利与营血的濡养；心主神明，运行神光则目能视。今久病过劳或失血过多，心营亏虚，以致目窍失养而萎闭，神光衰竭而失明。

治则：养心补血、安神开窍。

方药：天王补心丹或人参养荣汤加减。血虚气弱者用人参养荣汤，重在益气补血、养血宁神；心阴亏虚者用天王补心丹，重在滋阴补血、养心宁神，可酌加丝瓜络、石菖蒲等通络开窍之品。

（二）肝肾精气亏损证

症状：眼外观正常，视力渐降，视物昏矇，甚至失明，眼底表现同上，全身可伴有头晕耳鸣，腰膝酸软，或疲惫乏力，形寒肢冷，腰膝冷痛。舌质淡，苔薄白，脉细。

辨证：此为久病过劳，肝肾精气亏损，致肾阴虚或肾阳虚或肾之阴阳俱虚，肾之精气不能上荣于目，目失濡养而致神光衰竭。

治则：补益肝肾、开窍明目。

方药：偏肾阴虚者用加减驻景丸；偏肾阳虚者用加味复明丸（见瞿氏家藏经验方）；肾之阴阳俱虚者用金匮肾气丸。

（三）肝气郁结证

症状：视物昏矇，视盘色淡白或苍白，或视盘生理凹陷扩大加深如杯状，血管向鼻侧移位，动静脉变细，兼见情志抑郁，胸胁胀痛，口苦口干。舌红苔薄白或薄黄，脉弦或细弦。

辨证：此为情志不舒，肝气郁结，气滞血瘀，脉道不利。

治则：疏肝解郁、开窍明目。

方药：逍遥散加减。方中酌加枳壳、香附以助疏肝理气；加丹参、川芎、郁金以助行气活血；加菟丝子、枸杞子、桑椹以助滋养肝肾明目；加远志、石菖蒲以开窍明目。

（四）气血不足证

症状：眼症同上，全身可见头晕心悸，失眠健忘，面色少华，神疲肢软。舌质淡，苔薄白，脉沉细。

辨证：此为久病过劳或失血过多，气血不足，失于荣润。

治则：益气养血。

方药：八珍汤加减。可以在方中加石菖蒲、丝瓜络、白芷以通络开窍。

（五）气滞血瘀证

症状：多因头眼外伤，视力渐降，视盘色苍白，边界清，血管变细，全身兼见头痛健忘，失眠多梦。舌质暗红，或有瘀斑，苔薄白，脉涩。

辨证：此为眼部外伤，脉络受损，脉道阻塞，气滞血瘀。

治则：行气活血、化瘀通络。

方药：血府逐瘀汤加减。可以在方中加石菖蒲、苏合香以芳香开窍；加丹参、郁金、地龙以化瘀通络。

以上证型中，心营亏虚证、肝肾精气亏损证、肝气郁结证和气血不足证均可同时服千金磁朱丸，每次 0.3 克，每日 2 ～ 3 次。以求固本。

外治方法：针灸治疗。主穴：睛明、承泣、球后；配穴：攒竹、太阳、四白、合谷、光明、三阴交、肝俞、肾俞、太冲。每次选主穴 2 个，配穴 2 ～ 3 个，每日 1 次，10 次为 1 疗程，间隔 3 ～ 5 天，进行第 2 个疗程。久病阳虚者，远端穴位可施灸法。

【认识与体会】

视神经萎缩，中医称为青盲内障，《证治准绳》认为青盲病的病机：“乃玄府幽邃之源郁遏，不得发此灵明耳。”其病因有二：“一曰神失，二曰胆涩，须迅其为病之始，若伤于七情，则伤于神，若伤于精血，则损于胆，皆不易治，而失神者尤难。”《审视瑶函》对其症状描述曰：“夫青盲者，瞳神不大不小，无缺无损，仔细视之，瞳神内并无些小别样气色，俨然与好人一般，只是目看不见，方为此症。”由此可见，青盲病的病因多为“神失”和“胆涩”，且病之初始即予治疗最为有效。

“神失”：神者，即心主神明，心为神之居、血之主、脉之宗，五行属火。广义的神，是指整个人体生命活动的外在表现。狭义的神，即心所主之神志，是指人的精神、意识、思维活动。眼睛的神，通常称为神光，《审视瑶函·目为至宝论》谓：“神光者，目中自然能视之精华也。夫神光原于命门，通于胆，发于心，皆火之用事。神之在人也，大矣，在足能行，在手能握，在舌能言，在鼻能嗅，在耳能听，在目能见。”神失，即失神。《素问·移精变气论》说“得神者昌，失神者亡”，即指失神带来的严重后果。心主神志的生理功能与心主血脉的生理功能密切相关。血液是神志活动的物质基础，血液的正常运行，必须具备心气充沛、血液充盈和脉道通利三要素。如果心气不足、血液亏虚、脉道不利，势必形成血流不畅或血脉空虚而面色无华，脉象细弱等。眼部表现为视盘淡白色，视网膜血管变细变小。治疗上以益气补血、养心宁神为主。人参养荣汤重在益气补血、养血宁神，适用于血虚气弱而失神者；天王补心丹长于滋阴补血、养心宁神，适用于阴血亏虚而失神者。

“胆涩”：胆者，是指足少阳胆经，与足厥阴肝经相表里，与手少阳三焦经同为少阳经。涩者，不润滑，即阻滞不畅，流通困难的意思。这里是指少阳经络阻滞不畅。

《审视瑶函》谓“神光原于命门，通于胆，发于心”。《难经·三十六难》提出“肾两者，非皆肾也，其左者为肾，右者为命门。命门者，诸神精之所舍，原气之所系也。故男子以藏精，女子以系胞，故知肾有一也”，说明命门与肾相通，具有同等作用。肾之精气上升至目即为神光，故有神光来源于命门之说。“通于胆”，胆与三焦均属少阳经，肾之精气蒸腾气化，上升至目，必须依赖少阳经络的通畅，以三焦为通道，输送到心、脑及全身。“发于心”，肾之精气蒸腾气化，输送到心。心主神志和心之血脉密切相关，只有心气充沛，心血充盈，脉道通利，“心主神志”的功能则会得到更好的发挥。故《素问·灵兰秘典论》说：“心者，君主之官也，神明出焉。”在治疗上用小柴胡汤合五苓散，小柴胡汤疏利肝胆，和解少阳，并能疏通少阳通道，五苓散增强膀胱气化功能，使肾之精气通行无阻，输送到全身及眼部。另外，肾阴亏虚者加服六味地黄丸，肾阳亏虚者加服金匮肾气丸，以固其本。

【病案举隅】

病例：潘某，男，67岁，温州市瓯海区娄桥街道人。2021年5月9日初诊。

诉右眼视力突然下降3个月。患者鼻咽部发病8～9年，经温州某医院诊断为鼻咽癌，经放疗和化疗后病情稳定。左眼原已失明3年。检查：右眼视力0，左眼视力手动/30cm。

检查：扩瞳，左眼视盘颜色淡白，血管稍细，其他无异常。右眼眼底同左眼。诊断：双眼视神经萎缩。

患者面色无华，头晕心悸，失眠健忘，舌淡脉细。证属心营亏虚，治宜养心补血、安神开窍。方用天王补心丹：人参（另调服）6克、玄参10克、丹参15克、桔梗6克、远志10克、当归12克、五味子6克、麦冬12克、天冬12克、生地黄30克、茯神12克、柏子仁12克、酸枣仁15克，15剂。

5月25日二诊，服药后无不良反应，自觉视力有进步。右眼视力光感/30cm，左眼视力指数/50cm，原方15剂。

6月12日三诊，视力如前，患者仍觉体质虚弱，活动后头晕气促，全身乏力。舌淡脉细微。此为久病过劳、血虚气弱。治以益气补血、养心宁神。方用人参养荣汤：人参（另调服）6克、茯苓12克、白术12克、炙甘草6克、当归12克、熟地黄15克、白芍12克、肉桂5克、黄芪30克、五味子6克、远志10克、陈皮5克、生姜2片、红枣5枚，15剂。

7月2日四诊，患者诉，站在镜子前，可以看见自己的五官，但还模糊。舌淡苔白腻，脉细微。继用人参养荣汤15剂。

8月3日五诊，服药2个月，右眼视力手动/30cm，左眼视力0.06，眼底无明显改善。患者偶有头晕心悸，失眠健忘，面色少华，神疲肢软。舌淡苔薄白，脉细微。继以补益气血，方用八珍汤加味：党参15克、茯苓12克、白术12克、炙甘草6克、熟地黄15克、当归12克、白芍12克、川芎10克、石菖蒲12克、丝瓜络15克、白芷6克，30剂。

9月29日六诊，右眼视力手动/30cm，左眼视力0.1，全身情况较前有好转。继用八珍汤加味30剂。

11月1日七诊，右眼视力手动/30cm，左眼视力0.12，眼底无改变，左眼视盘血管较前充盈，边界清晰，视盘颜色无改变。为巩固治疗，嘱其继服天王补心丹（北京同仁堂生产的大丸）每日2次，每次1丸。八珍丸每日3次，每次9克。连服6个月。

2022年5月26日复检：右眼视力手动/30cm，左眼视力0.15。

二十、胬肉攀睛——翼状胬肉

【概说】

胬肉攀睛是指眼眦部长赤膜如肉，其状如昆虫之翼，横贯白睛，攀侵黑睛，甚至遮盖瞳神的眼病。又名胬肉侵睛外障、蚂蟥积证、目中胬肉、奇经客邪之病等。本病名首见于《银海精微》。胬肉多见于大眦，亦有生于小眦，或两眦同时发生者，男性多于女性，户外工作人群，渔民和农民发病率较高，可能与紫外线照射、干燥、接触风尘有一定关系。本病相当于西医学的翼状胬肉。按病变进展情况分进行期和静止期。本病病因不明，有人认为与免疫有关，其抗原物质可能为花粉或含有抗原物质的粉尘颗粒，用免疫荧光法发现翼状胬肉组织中含有IgE、IgG，而IgE的存在可能与I型过敏反应有关。

【诊治特色】

瞿氏中医眼科认为本病病因病机可分为以下三点：一是心肺积热，风热外袭，内外合邪，热郁血滞，渐生胬肉；二是忧思劳怒，五志过极，心火上炎，克伐肺金，致目眦生胬肉；三是劳欲过度，心阴暗耗，肾精亏虚，水不制火，虚火上炎，脉络瘀滞，致生胬肉。由此，可分为三个证型。

（一）心肺风热证

症状：患眼眵泪较多，眦痒羞明，胬肉渐生，攀向黑睛，赤脉密布，舌苔薄黄，脉黄数。

辨证：此为外感风热，邪客心肺，脉络瘀滞。辨证以眦痒，羞明多泪，胬肉长出，赤脉密布及头痛鼻塞等风热证偏重者。

治则：祛风清热。

方药：拨云退翳丸或栀子胜奇散加减。赤脉密布者，加赤芍、丹皮、郁金以凉血化瘀。

（二）心肺火热证

症状：患眼痒涩刺痛，胬肉高厚红赤，眦头尤甚，心烦多梦，或口舌生疮，小便赤热。舌尖红，脉数。

辨证：此为心火刑金。辨证以胬肉高厚，赤脉怒张，头尖快进及全身心肺热象为要点。

治则：清心泻火、清肺凉血。

方药：泻心汤合导赤散。若赤脉密布者加丹皮、赤芍、紫草以凉血祛瘀；胬肉红赤者加桑白皮、地骨皮以泻肺火。

（三）阴虚火旺证

症状：患眼涩痒间作，胬肉淡红菲薄，时轻时重，心中烦热，口舌干燥，舌红少苔，脉细。

辨证：此为虚火上炎，灼烁眼目。辨证以胬肉淡红菲薄，微有痒涩及全身症状为要点。

治则：滋阴降火。

方药：知柏地黄汤加减。心烦失眠显著者，加麦冬、五味子、酸枣仁以养心安神。

外治方法：

1. 用富马酸酮替芬滴眼液联合氟米龙滴眼液滴眼，每日 3 ～ 4 次。

2. 对于初起和静止期的胬肉、无眼压升高者，可采用强的松龙注射液 0.3 mL 做胬肉体部注射，能使胬肉头部收缩，体部充血消退、变薄，在短期内改善胬肉的进展，这可能同抑制免疫反应有关。

3. 手术治疗：①手术指征：胬肉发展至角膜缘内 2 ～ 3mm，且引起明显散光者。②手术方式：因胬肉切除后复发率可达 20% ～ 30%，近年来采用胬肉切除后羊膜覆盖修补术或自体球结膜瓣覆盖术，复发率有所下降。

【认识与体会】

翼状胬肉症，《原机启微》谓奇经客邪之病，是元代眼科学家倪维德先生原机证治十八条之一，它是针对翼状胬肉病的病因病机、症状、药物治疗、手术治疗等的一篇概述。该文以《黄帝内经》为论据，对翼状胬肉的病因病机，首次提出了“奇经八脉中的阳跷脉受邪”而致病的论点，并制定了治疗阳跷受邪的两张方子——“栀子胜奇散”和“拨云退翳丸”，兹将应用体会阐述如下：

1.《原机启微》运用《黄帝内经》理论，第一个提出了翼状胬肉的发病机制为奇经八脉中的阳跷脉受邪。

《素问·缪刺论》曰“邪客于足阳跷之脉，令人目痛，从内眦始”，启玄子王冰注曰：“以其脉起于足，上行至头，而属目内眦，故病令人目痛，从内眦始也。”《针经》曰：“阴跷脉入鼽，属目内眦，合于太阳阳跷而上行。”倪氏根据《黄帝内经》关于阳跷脉的走行和发病机制，认为内眦赤脉，即攀睛的发病机制，为阳跷受邪，并对其症状做了详尽的描述：“阳跷受邪者，内眦即赤，生脉如缕，缕根生瘀肉，瘀肉生黄赤脂，脂横侵黑睛，渐蚀神水，此阳跷受病之次第也。或兼锐眦而病者，以其合于太阳故也。”同时倪氏对小眦赤脉和小眦胬肉攀睛的病因病机也做了论述“锐眦者，手太阳小肠之脉也，锐眦之病，必轻于内眦者，盖枝蔓所傅者少，而正受者必多也，俗呼为攀睛，即其病也。”

现代医学认为，翼状胬肉的发生，与环境因素有着重要关系，外界刺激如眼部长期受风沙、烟尘、热、日光（特别是紫外线）、花粉等过度刺激，尤其是渔民、农民、海员、沙石工人等，在上述刺激因子作用下，使角膜缘部结膜血管或结膜上皮组织发生非感染性慢性炎症，组织增生，纤维母细胞增殖，淋巴细胞和浆细胞浸润。这是翼状胬肉形成的一系列过程。

倪维德的《原机启微》奇经客邪之病，首次提出该病多为奇经八脉中的阳跷脉受邪所致，阳跷脉受邪，是受六淫邪气的侵袭，其中以风、湿、燥、火之邪的侵袭为多。因阳跷脉上行至目内眦，与阴跷脉、手足太阳经在目内眦会合，受邪后邪热上扰，气血失调，经络不畅，故易发生目内眦赤脉缕缕。日久渐生瘀肉（胬肉），瘀肉生黄赤脂（睑裂斑），脂横侵黑睛，渐蚀神水。显然倪氏的“阳跷脉受邪”学说和西医学的环境因素致翼状胬肉形成的病因学说是相吻合的。

2. 倪氏用药紧扣病机，内外兼治。倪氏提出的治疗阳跷脉受邪的两张方子，栀子胜奇散、拨云退翳丸，都具有清上平下、调和气血、疏通经络的作用。

（1）栀子胜奇散

组成：白蒺藜（炒）、蝉蜕、谷精草、甘草、木贼草、草决明、密蒙花、白菊花、蔓荆子、荆芥、防风、羌活、川芎、黄芩、山栀子各等分。上为细末，每服二钱，食远临睡，热茶清调下。现代用法：酌情增减药量，水煎温服。

功用：疏风清热退翳。

主治：一切赤脉缕睛，风热痛痒，胬肉攀睛，眵多泪涩，羞明怕日难开。

本方以蝉蜕、草决明，味薄者通其经络；川芎、荆芥、白蒺藜、谷精草、菊花、防风气辛者升其阳气；羌活、密蒙花、甘草、蔓荆子气薄者发泄，清利其诸关节；木贼草、栀子、黄芩之味厚者泄，攻其壅滞之有余也。

栀子胜奇散的冠名，倪氏可能是以栀子清解阳跷脉邪热、通利三焦为君药，“胜”即五行相生相克中的我胜，“奇”即奇经八脉中的阳跷脉和阴跷脉，故名。倪维德认为此证属“十二经之外，别有治奇经之法也”，是方以大队清肝退翳药和清热疏风药配合，以其味薄气薄疏通经络，升发阳气；以栀芩味厚苦寒清解邪热，治疗目内眦病由于风热侵袭、邪客阳跷而出现的痛痒羞明，眵多泪涩，赤脉攀睛等风热之证，颇为有效。

该方亦用于翼状胬肉术后，出现内眦部半月皱襞和结膜水肿充血，顽固难退，患眼伴明显异物感、流泪、经久不愈者。考虑为阳跷脉、阴跷脉受风邪侵袭，邪热稽留内眦，可用本方治疗，疗效明显。

（2）拨云退翳丸

组成（现代剂量）：白蒺藜、当归、川芎各 45 克，川椒 21 克，甘菊花、地骨皮、荆芥各 24 克，木贼草（去节）、密蒙花、蔓荆子各 30 克，蛇蜕、炙甘草各 9 克，天花粉 18 克，楮桃仁（楮实子）、蝉蜕（去头足）、黄连、苏薄荷各 15 克。

用法：上为细末，炼蜜成剂，每 30 克分为 8 丸，每服 1 丸，食后临睡细嚼，清茶下。

功效：散风明目，消障退翳。

主治：①治阳跷受邪，内眦即生赤脉缕缕，根生瘀肉，瘀肉生黄赤脂，脂横侵黑睛，渐蚀神水，锐眦亦然，俗名攀睛。②黑睛疾患之后遗症。

倪维德曰：上方为奇经客邪病而作也，《八十一难经》曰，阳跷脉者，起于跟中，循外踝上行入风池。风池者，脑户也。故以川芎治风入脑，以菊花治四肢游风，一疗其上，一平其下为君；蔓荆子除手太阴之邪，蝉蜕、蛇蜕、木贼草、密蒙花除翳为臣；薄荷叶、荆芥、白蒺藜疗诸风者清其上也，楮实子、地骨皮诸通小便者，利其下也为佐；黄连除胃中热，天花粉除肠中热，甘草和谐百药，川椒皮利五脏明目，诸气所病处，血亦病，故复以当归和血，为使也。

本方为治疗翼状胬肉病的首选方剂，其治疗机制是：祛风退翳，疏通阳跷经脉，清除邪热。我们应用太极集团重庆桐君阁药厂有限公司生产的中成药拨云退翳丸，用于翼状胬肉进展期，有祛风消肿、退赤之效，一般服 20 ～ 30 天，胬肉体部明显变薄，缩小，充血减退，但不能根除；用于翼状胬肉术后，凡做过单纯胬肉切除术或自体结膜瓣移植术或胬肉切除羊膜覆盖术后，出现病灶部充血水肿，或出现顽固性充血水肿难退，用本品服用 10 ～ 20 天，可消除上述症状；并且对胬肉术后角膜遗留瘢痕，影响视力的，有一定的消翳、除障、明目的作用；用于角膜炎后遗症，角膜遗留云翳、斑翳，影响视力者，可予服 2 ～ 3 个疗程，每个疗程 15 天，服后发现角膜翳膜变薄，或消除，视力有不同程度提高。本品药性平和，无寒热禁忌。

【病案举隅】

病例 1：胡某，男，39 岁，住乐清市柳市镇上园村。2021 年 10 月 5 日初诊。

诉左眼红，畏光流泪，异物感半个月，滴过左氧氟沙星滴眼液、珍珠明目滴眼液无效。

检查：左眼内眦部长一胬肉，体厚头尖，已长入角巩缘内 1mm，胬肉红赤，血络粗大。

患者体壮面红，便秘溺黄，舌尖红苔黄，脉数。此为心肺火热，心火刑金，治宜清泻心火，清肺凉血，泻心汤合导赤散主之：黄连 5 克、黄芩 10 克、大黄 12 克、生地黄 20 克、牡丹皮 10 克、赤芍 10 克、木通 6 克、淡竹叶 10 克、生甘草 5 克、白菊花 10 克、蝉蜕 6 克，5 剂，水煎服，日 1 剂。另加典必殊滴眼液 1 支滴眼，日 3 次。

10 月 11 日二诊，左眼胬肉变淡红。体部变薄，血管变细，充血明显减退。畏光流泪、沙涩疼痛诸症消失。胬肉已由进行期转为静止期，改方予以拨云退翳丸（中成药，太极集团生产）3 盒，每日早晚各一包，温水送下。

10 月 28 日三诊，见胬肉变薄，体积缩小，头部已回缩至角巩缘外，因患者在外地做生意，嘱其带拨云退翳丸 12 盒，连续服 2 个月。

2022 年 5 月复诊，见胬肉体部色白，菲薄，血管极细，胬肉头部回缩未见进展，但胬肉的整体形状还在，不能根除。

病例 2：汪某，男，46 岁，住温州市鹿城区上陡门社区。2022 年 2 月 15 日初诊。

诉左眼患翼状胬肉20余年，胬肉头部已进入角巩缘内2～3mm。2021年12月在温医某医院做过胬肉切除术加自体球结膜瓣复盖术，术后左眼一直红肿不退，且流泪异物感明显。用过很多种滴眼液及口服药物（不详），术后炎症总不见好转。

检查：左眼内眦部半月皱襞充血水肿（++），自体结膜覆盖部位充血水肿（++），角巩缘处上皮愈合，未见溃疡。

考虑为胬肉术后奇经八脉中的阳跷脉受风邪侵袭，邪热上扰，气血失调，经络不畅，邪热稽留于内眦。治宜疏风清热退翳，方用栀子胜奇散。处方：白蒺藜12克、蝉蜕6克、谷精草10克、甘草5克、木贼草10克、草决明12克、密蒙花12克、白菊花10克、荆芥5克、防风5克、羌活6克、川芎6克、黄芩10克、栀子10克，7剂，水煎服，每日1剂。外滴富马酸酮替芬滴眼液、氟米龙滴眼液。

2月25日二诊，症状大有好转，眦部半月皱襞及结膜瓣充血水肿基本消退。疼痛流泪异物感明显减轻。药已对证，继服原方7剂。

3月4日三诊，诸症消失，结膜瓣覆盖生长情况良好，无复发趋势，患者要求再服原方7剂，以巩固疗效。

二十一、络瘀暴盲——视网膜静脉阻塞

【概说】

络瘀暴盲是指眼底脉络瘀阻而引起出血，致视力突然下降的眼病。本病古称“暴盲”，首见于《证治准绳·杂病·七窍门》。新世纪四版《中医眼科学》将其定名为络瘀暴盲，以示与视网膜中央动脉阻塞病的区别，本病相当于西医学的视网膜中央静脉阻塞和分支静脉阻塞。

【诊治特色】

瞿氏中医眼科认为本病可因大汗当风或酒后当风或冷风吹袭，寒邪直中少阴经，令目中玄府闭塞，目无所见；也可因肝阳上亢、肝阴不足，引动内风，气血上逆而致目中血瘀或出血，视力突发性丧失或部分丧失；或因肝肾阴亏、水不涵木，血不循经而外溢所致；或因情志内伤，肝气郁结，肝失调运，气滞血郁，血行不畅，瘀滞脉内，瘀久使脉

络破损出血而成。

本病视网膜静脉阻塞病因复杂，属于眼科急症重症。根据该病的发病规律，分突发期、瘀血期、恢复期进行治疗。

（一）突发期

1. 寒邪直中证（中寒）

症状：患者素体阳虚，外感风寒后，目突然不明。

辨证：此为寒邪直中足少阴肾经，致目中玄府闭塞，令目无所见。辨证以外感风寒，目暴盲，神疲欲寐，舌苔白腻，脉沉微为要点。

治则：助阳解表、温肾散寒。

方药：麻黄附子细辛汤加桂枝、赤芍、葛根。

2. 血气上逆证（中风）

症状：眼底出血症状同前，目突然不明，头目时常眩晕或脑中常作痛发热，或目胀耳鸣，或心中烦热，或时常噫气，或急躁易怒，面赤烘热，或心悸健忘，失眠多梦，口苦咽干。脉象大而硬或弦长有力。

辨证：此系久病阳伤和阴伤，导致肝阳上亢、肝阴不足，引动内风，气血上逆而致目中血瘀或出血。辨证以目突然不明和患者脉象大而硬或弦长有力为要点。

治则：镇肝降逆、滋阴潜阳。

方药：镇肝熄风汤加减。

（二）瘀血期

症状：眼底表现同前，出血久而不退，视力无提高。全身可见眼胀头痛，胸胁胀痛，或情志抑郁，食少嗳气，或忿怒暴悖，烦躁失眠。舌红有瘀斑，苔薄白，脉弦或涩。

辨证：此为情志不舒，肝郁气滞，瘀血内阻，脉络不畅。辨证以眼底出血久而不退及胸闷胁痛、舌脉等全身症状为要点。

治则：化瘀通脉。

方药：血府逐瘀汤或通脉融栓汤（见瞿氏家藏经验方）加减。有黄斑水肿者加益母草、泽兰。

（三）恢复期

1. 阴虚血瘀证

症状：眼底出血基本吸收，视力未见提高。全身症见头晕目眩，腰膝酸软，五心烦热，颧赤唇红，口干。舌红苔少，五脉皆细数，唯左尺弦数而旺。

辨证：属阴虚相火浮动，迫血上行。辨证以全身阴虚火旺症状及舌苔脉象为要点。

治则：滋阴降火、凉血化瘀。

方药：知柏地黄汤加枸杞子、小蓟、蒲黄、茜草以凉血止血化瘀。或通脉化瘀汤（见瞿氏家藏经验方）加减。

2. 气虚血瘀证

症状：眼底出血陈旧，玻璃体絮状混浊或有灰白色增殖条索或视网膜新生血管反复出血，或伴短气乏力、面色萎黄，倦怠懒言，舌淡有瘀斑，脉缓无力或结代。

辨证：此系气虚血行乏力，血不充脉，目窍失养。

治则：补气养血、化瘀通脉。

方药：补阳还五汤加减。心悸多梦者加酸枣仁、首乌藤、柏子仁；腰膝酸软，头晕耳鸣者加枸杞子、芡实、菟丝子、女贞子等益肾明目；情志抑郁者加柴胡、白芍、青皮、郁金以疏肝解郁。

外治方法：首选通关散搐鼻，每日 3 ～ 5 次，以喷嚏连连为佳。以求通关开窍，疏通玄府。

【认识与体会】

视网膜中央动脉栓塞、视网膜静脉阻塞、前部缺血性视神经病变，三者都属于眼科急症，都是由于血栓阻塞视网膜动静脉所造成的血管缺血缺氧而致盲的眼病。

视网膜中央静脉阻塞的病因，大多由于血管壁、血液流变性和血流动力学的改变，致使血栓形成，导致视网膜缺血而致视力丧失。

1. 血管壁的改变：视网膜动脉硬化时，受硬化外膜的限制，静脉受压，管腔变窄，且管壁内皮细胞受刺激增生，血流更慢，甚至停滞，导致血小板、红细胞和纤维蛋白原沉积而形成血栓。当同时有高血压、糖尿病或血液病时更易加重这种变化。

2. 血液流变性的改变：由于纤维蛋白、脂蛋白、球蛋白含量增大，均可增加血浆黏度和全血黏度，使血液变黏稠，增加血流阻力，更易形成血栓，多见于高脂血症和高黏血症。

3. 血流动力学改变：由于眼压增高或心脏功能代偿不全、心动过缓、严重心律不齐、血压突然降低、血黏度增高等，都可引起血流动力学的改变，使血流减慢，特别在筛板区和动静脉交叉处阻力更大，血流更缓，甚至停滞，促使血栓形成。

视网膜分支静脉阻塞的病因：在视网膜动静脉交叉处，增厚硬化的动脉壁对静脉的压力为主要原因，其次为局部和全身炎症诱发。

视网膜静脉阻塞是眼科典型的血瘀证，存在着血管壁的改变，血液流变性的改变，血流动力学的改变，及全身微循环障碍等血瘀改变。从中医角度认识：血管壁的改变，如视网膜动脉硬化、老年性高血压，可能与肝阳上亢、肝阴不足有关；血管壁的损害则与肝肾亏虚、阴虚血瘀有关；血液流变性的改变与气滞血瘀有关；血流动力学的改变与气虚推动乏力有关。

《证治准绳》以其突发性视力下降称为暴盲，“病于阳伤者，缘忿怒暴悖，恣酒嗜辣，好燥腻，以及久患热病痰火人，得之则烦躁秘渴。病于阴伤者，多色欲悲伤，思竭哭泣太频之故，患则类中风、中寒之起。”该病的初起，即急性缺血期，类似《证治准绳》所指的“中风中寒”。

根据《黄帝内经》及刘完素、张锡纯等医家对内中风病病因病机的剖析和治疗经验，眼科视网膜中央动脉阻塞和视网膜静脉阻塞，以视力突然丧失或部分丧失为主要症状，也类似中医的内中风症，暴盲症的病因病机同内中风症相符，也是由于阳伤和阴伤，导致肝阳上亢、肝阴不足，引动内风，气血上逆而致目中血瘀或出血，视力突发性丧失或部分丧失，亦属于“猝中”的一种表现，我们将其称为“眼中风”。张锡纯治疗内中风的方剂镇肝熄风汤值得眼科借鉴，在暴盲症急性期，其脉象大而硬或弦长有力者，治宜镇肝降逆，调和气血，以镇肝熄风汤加减，“服过数剂后，其脉必渐渐和缓，后仍接续服之，必服至其脉与常脉无异，而后其中风之根蒂始除”。张氏是以脉象的变化来判断病情的进展程度，这对于眼科临床很有应用价值。

眼中寒，患者素体阳虚，头目部受冷风吹袭，或大汗当风或酒后当风，复感风寒侵袭，而突发暴盲症。《伤寒论》认为是寒邪直中少阴经，少阴经络受邪“少阴之为病，脉微细，但欲寐也”，麻黄附子细辛汤主之。

慢性期辨证分阴虚血瘀、气虚血瘀和气滞血瘀三证：阴虚血瘀者可用知柏地黄汤加枸杞子、蒲黄、红茜草、小蓟；气虚血瘀者可用补阳还五汤或益气聪明汤加减；气滞血瘀者可用血府逐瘀汤加减；若视物变形，眼前阴影明显，视力长时期不能提高者，考虑为并发黄斑囊样水肿，证属痰瘀互结，可结合上证加服温胆汤合桃红四物汤，以化痰逐瘀。我们常用通脉化瘀汤（见瞿氏家藏经验方）治疗阴虚血瘀型的视网膜静脉阻塞，加益母草、泽兰、车前子以通脉化瘀利水。病变的中后期应守法守方2～6个月甚至1年，往往会收到较好的临床疗效。

【病案举隅】

病例1视网膜静脉分支阻塞：罗某，男，44岁。2009年7月6日初诊。

诉左眼视力下降1年，6月16日在当地医院诊断为“视网膜静脉分支阻塞”。

检查：右眼5.1、左眼4.0，外观无殊，眼底左眼视盘边界清，颞上支静脉分支阻塞，有大片出血斑，视盘至黄斑区有较多的黄白色硬渗，中心凹反光存在，余未见异常，血压140/90mmHg。舌淡红，苔薄白，脉弦长有力。

外用通关散搐鼻，每日3次，内服镇肝熄风汤：怀牛膝30克、生赭石30克、生龙骨15克、生牡蛎15克、生龟甲15克、生杭芍15克、玄参15克、天冬15克、川楝子6克、生麦芽6克、茵陈6克、甘草

4.5克，7剂，每日1剂。

7月8日，左眼视力4.2；7月10日，左眼视力4.4；7月13日，左眼视力4.6，颞上支静脉出血有吸收，呈暗红色，舌淡红苔薄白，脉仍弦长有力，自觉视物变形，视直如曲，继服原方7剂；7月20日，左眼视力4.7，视物尚变形，改方四物五子汤，每日1剂；大黄䗪虫丸，每日2次，每次3克，连服1个月。10月28日随访，左眼视力稳定在4.7，视物变形消失。

病例2视网膜静脉分支阻塞： 张某，男，50岁。2009年7月10日初诊。

诉左眼视力突然下降2个月。

检查：右眼视力5.0，左眼视力4.2，外观无殊，左眼底视盘边界清，颞上、颞下二个象限视网膜静脉迂曲扩张，呈火焰状出血，黄斑暗红水肿，反光消失，血压154/95mmHg。舌青紫，舌下静脉曲张，脉弦长有力，拟诊为视网膜静脉阻塞。

外用通关散搐鼻，日3次，内服镇肝熄风汤7剂，每日1剂。

7月18日复诊，右眼视力5.0，左眼视力4.8.，眼底静脉尚怒张，出血有吸收，脉仍弦长有力，连续给服镇肝熄风汤30剂。

8月20日三诊，视力4.9，视网膜出血全部吸收，黄斑反光可见。2010年2月底电话随访，视力稳定在4.9。

二十二、高风内障——视网膜色素变性

【概说】

高风内障是以夜盲和视野逐渐缩窄为特征的眼病。本病名见于《证治准绳·杂病》，又名高风雀目、高风障症、阴风障、阳衰不能抗阴之病等。病至后期，视野极窄，《秘传眼科龙木论》将其形容为“唯见顶上之物”，故名“高风”。《目经大成》称之为“阴风障”，形象地称其为“大道行不去，可知世界窄，未晚草堂昏，几疑大地黑”。本病相当于西医学之原发性视网膜色素变性，属于遗传性眼病，性连锁隐性遗传，常染色体隐性遗传或显性遗传均可见到，性连锁不到10%，发病早，损

害重；常染色体显性遗传占20%，发病较晚，损害较轻；常染色体隐性遗传介于上述两型之间，临床上也常见到不少没有遗传证据的散发病例。本病多为青少年时期开始，均为双眼发病。西医病因病理认为是由不同遗传病因和机体自身生化缺陷引起细胞自毁或程序化细胞死亡所致。

【诊治特色】

瞿氏中医眼科认为本病与先天禀赋不足、命门火衰关系密切，加之后天脾胃虚弱，气血不足，养血之源匮乏，阳衰无以抗阴，或后天素体真阴不足，阴精亏损，阴虚不能济阳，从而发为本病。治疗尤应注重活血化瘀通络，可分为以下两种证型。

（一）气（阳）虚血瘀证

症状：夜盲、视野进行性缩窄（眼底表现略），并见面色无华，神疲乏力，食少纳呆，或腰膝酸软，形寒肢冷，夜尿频频。舌淡晦暗，有瘀斑瘀点，舌下静脉曲张，脉弱或沉涩。

辨证：此为脾肾阳虚气虚，无力温煦和推动气血的运行，致目中血瘀，脉络萎缩。

治则：益气温阳、化瘀通脉。

方药：益气聪明汤加减。加巴戟天、肉苁蓉、补骨脂、淫羊藿以温补肾阳；加紫丹参、葛根、丝瓜络、桃仁以活血通络。

（二）阴虚血瘀证

症状：夜盲、视野进行性缩窄（眼底表现略），并见头晕耳鸣，腰膝酸软。舌红少苔，有瘀斑瘀点或舌下静脉曲张，脉弦细数。

辨证：此为肝肾阴虚，精亏血少、失于濡养，致目中血瘀，脉络萎缩。

治则：滋补肝肾、化瘀通脉。

方药：四物五子汤加减。加桃仁、红花以活血化瘀，“久病致瘀”“久病入络”选加全蝎、地龙、水蛭、䗪虫等以搜剔通络。

以上二型，均可同时配合磁朱丸内服，每次3克，每日2～3次，以巩固疗效。

【认识与体会】

本病的病因病机，中医认为系先天禀赋不足，命门火衰，加上后天七情、劳役、饥饱所伤，目中气血瘀滞，脉络阻塞，日渐加重，终至失明。“肾为先天之本，脾胃为后天之本”“肝气通于目，肝和则目能辨五色”“肝主藏血，肝受血而目能视”，本病的发生与肝、肾、脾三脏有关。其主要病机为脾肾气虚（阳虚）血瘀，其次是肝肾阴虚血瘀。由于本病与遗传因素有关，其先天禀赋不足，命门火衰导致了本虚，若后天脾胃虚弱，清气不升或肝肾阴亏，精血不足，则目失濡养，导致血脉运行迟滞，甚至瘀滞，使人体气血津液环流不畅，致视网膜神经细胞营养不良而变性。

从眼底视网膜变性程度来看，视网膜血管变细、普遍硬化、从周边部到后极部的骨细胞样色素沉着，视网膜呈青灰色，视盘呈蜡黄色萎缩，这些体征都体现了中医血瘀证的证候。这类伴有血管改变的遗传性眼病，属于缺血性血管改变，视网膜血管硬化、变细，血流不畅或阻塞，导致了视网膜血管神经营养严重不足，造成了视网膜血管闭塞，感光细胞坏死，而终致失明。

因此，治疗上要标本兼顾。先天不足，加上后天脾肾气虚阳虚，或肝肾阴虚属本虚，由于本虚所形成的血瘀证属标实，治疗原则以温阳益气或滋养肝肾为主，同时注重化瘀通络、平肝清热。由于本病不存在视网膜新生血管，所以治疗上最好不用三七、蒲黄、红茜草、五灵脂等止血化瘀药，以免止血留瘀。而“久病多瘀”“病久入络”的理论则成为治疗中的一个辅助方法，在方药中选用全蝎、地龙、僵蚕、莪术、土鳖虫、水蛭等活血通络药以搜剔通络、软坚散结。

我们临床常应用益气聪明汤为治疗本病的基本方，益气聪明汤出自李东垣的《脾胃论》，方中人参、黄芪、炙甘草益气健脾，升麻、葛根、柴胡升阳举陷、引胃气上腾，复其本经，白芍柔肝养阴，黄柏清利湿热。该方专治中气不足，清阳不升，而见内障目昏，视物不清及耳鸣耳聋等。肾阳虚者加肉苁蓉、巴戟天、菟丝子温补肾阳，血瘀者加桃仁、红花、丹参与葛根配伍以活血化瘀，加丝瓜络以化痰通络，阳虚肢冷者加桂枝以温阳通脉，肝热者加丹皮、知母、麦冬、玄参以清热滋阴。目前，我们用中药颗粒配方，疗效稳定，使用方便，可在临床推广。

对于本病，目前西医学无有效疗法，中医眼科能在一定程度上提高视力，扩大视野，改善视网膜微循环，且长期服药没有毒副作用，这就是中医药治疗本病的一大进展。

【病案举隅】

病例： 黄某，女，60岁，温州市鹿城区人。2020年2月26日初诊。

主诉双眼夜盲，视力下降，视野缩小10多年。父母有近亲婚姻史。

检查：右眼视力0.3，左眼视力0.4。外眼无殊，扩瞳检眼底见：OD视网膜呈青灰色，血管普遍变细，黄斑色暗，赤道部视网膜出现骨细胞样色素沉着。视野检查见周边部视野呈向心性缩小。

患者面色无华，神疲乏力，肢寒怕冷，舌淡晦暗，舌下静脉曲张，脉弱涩。证属气（阳）虚血瘀。治宜益气温阳、化瘀通脉。方用益气聪明汤：党参12克、黄芪30克、炙甘草6克、升麻10克、葛根30克、蔓荆子12克、赤芍12克、丹参20克、石菖蒲12克、丝瓜络15克、黄柏12克、肉苁蓉12克、巴戟天12克、桂枝6克，15剂。

二诊，视力无改变。患者诉服药后身体有热感，四肢已不冷，精神好转，面色转红。继按原方服15剂。

三诊，右眼视力0.4，左眼视力0.4，患者食欲好转，告知患者，该病目前西医无特殊治疗，中医能在一定程度上提高视力，改善视网膜微循环，需长期服药1年以上甚至更长时间。取得患者的同意后，改益气聪明汤原方为颗粒剂，组方：党参10克、黄芪20克、炙甘草3克、赤芍10克、黄柏10克、升麻10克、葛根30克、丹参20克、石菖蒲10克、丝瓜络10克、蔓荆子10克，每日1剂，开水250mL冲服，1个月为1个疗程。

患者连续服药1年，2021年3月复诊，右眼视力0.5，左眼视力0.5，眼底及视野无明显改变。患者要求继续服药，原方颗粒剂隔天1

剂，每月 15 剂。2022 年 5 月复查，视力及眼底情况稳定，无改变。

二十三、木疳症——大疱性角膜病变

【概说】

黑睛自然生出似豆形的水泡样翳膜，大小不一，沙涩疼痛，称为木疳症。本病首见于《证治准绳·七窍门》。《审视瑶函》谓此症："木疳十有九风轮，碧绿青蓝似豆形，如是昏沉应不痛，若然泪涩目多疼，莫教变症侵眸子，不散瞳神便破睛。""此症生于风轮者多，其色蓝绿青碧，有虚实二症：虚者大而昏花，实者小而痛涩。非比蟹睛，因破而出，乃自然生出者，大小不一，亦随其症，或变尖长也。"本病类似西医学之大疱性角膜病变。

【诊治特色】

瞿氏中医眼科认为本病可因风邪袭表，侵犯黑睛表层而致；或因肝胆郁热，气机不利，致黑睛内层营养不良；或内眼手术致黑睛内皮损伤，而引发本病。临床可分为以下三个证型。

（一）风邪袭表证

症状：患眼白睛红赤，灼热畏光，疼痛流泪，沙涩难开，黑睛表面有水泡样隆起，水疱小，一个或数个，或出现黑睛深层混浊，伴头痛鼻塞，涕泪交加，重者脑颠沉重，眉骨酸痛。

辨证：此为风邪袭表，侵犯黑睛表层。辨证以风热不制之证和黑睛出现水泡状隆起为要点。

治则：疏风清热。

方药：羌活胜风汤加减。肝热者加龙胆草、夏枯草。

（二）邪犯少阳证

症状：患眼抱轮红赤，灼热畏光，疼痛流泪，沙涩难开，黑睛表面有水泡样隆起，水疱大易破裂，破裂后患眼疼痛、怕光、流泪加剧，日久黑睛常见新生赤脉贯睛及中深层混浊，常伴有头痛目眩、口苦咽干、胸胁苦满。舌红苔黄，脉弦数。

辨证：此为邪入少阳，病在半表半里。

治则：和解少阳。

方药：小柴胡汤加减方（见瞿氏家藏经验方）。柴胡的初用量为20克，半个月后逐渐减为10克，久服后出现阴虚内热者加麦冬、知母、玄参以滋阴润燥。黑睛内壁有皱褶混浊者改用白虎汤以清阳明里热，黑睛表层有赤脉贯入者加牡丹皮、赤芍、桃仁以凉血化瘀。

（三）正虚邪留证

症状：症状减轻，怕光流泪沙涩感消失，白睛红赤淡，黑睛表层水泡平复，无隆起，黑睛中、内层肿胀混浊吸收，留有云翳或斑翳。

辨证：此为病情日久，正虚无力抗邪，余邪未尽。

治则：调理气血、明目退翳。

方药：银翘退翳散（见瞿氏家藏经验方）加减。

外治方法：

1. 0.9% 氯化钠液加蜂蜜，配成10% 剂量滴眼，每日4～6次，对大疱性角膜炎有效。

2. 0.9% 氯化钠滴眼液或透明质酸钠、甲基纤维素等黏性润滑剂滴眼，减少角膜水肿，缓解疼痛。小牛血清眼用凝胶涂眼，每日3次，促使角膜上皮愈合。

3. 适当使用刺激性小的抗生素滴眼液或眼膏预防感染。

4. 上皮剥脱时可包扎患眼，晚期病例应施行穿透性角膜移植术。

【认识与体会】

大疱性角膜病，是由各种原因严重损毁角膜内皮细胞，致使角膜内皮失代偿，无法维持正常泵功能，产生严重的角膜基质水肿，角膜上皮下水肿，导致角膜上皮形成水泡状隆起，水疱破裂后引起眼痛、流泪、怕光和异物感，日久角膜常发生新生血管和基质层混浊，视力大为减退。

大疱性角膜炎的常见病因：①眼前段手术损伤角膜内皮，尤其是白内障摘除、人工晶体植入术的手术失误所造成的角膜内皮损伤，无晶体眼的玻璃体疝，如果黏稠的玻璃体广泛与内皮粘连，尤其是长期黏贴角膜内皮可使角膜内皮细胞严重损害；②长期高眼压而致绝对期青光眼引起广泛内皮损害；③单疱病毒或带状疱疹病毒感染损伤内皮；④分娩时婴儿被产钳损伤角膜，可发生角膜后弹力层撕脱及内皮损伤；⑤角膜内皮营养不良的晚期阶段。

【病案举隅】

病例1：陈某，男，15岁。1990年6月12日初诊。

诉右眼疼痛、流泪、怕光、异物感3个月，视力高度障碍6年。自诉6岁时玩玻璃瓶（青霉素空瓶内装火柴头），点燃后爆炸，玻璃碎片进入眼内，经温州某医院手术取出玻璃碎片1片，但患眼一直充血、流泪、怕光、不愈。9岁时又转上海某医院诊治，又经手术取出玻璃碎片1片，出院诊断为：右眼角膜穿孔伤、球内异物、粘连性角膜白斑、大疱性角膜病变。

检查：见右眼睫状充血（++），角膜中央部上皮有大疱隆起，大小约3mm×3.5mm，角膜基质水肿混浊，角膜偏下方有粘连性白斑，瞳孔不规则形，中大，眼底不清。右眼视力0.06、左眼视力1.5，右眼眼压11.5mmHg、左眼眼压17.5mmHg。

全身无特别症状，见口苦、咽干、目眩，舌淡红，苔黄，脉弦数。辨证为邪犯少阳，治则和解少阳，以小柴胡汤为基本方：柴胡20克、黄芩15克、半夏10克、党参10克、生姜1片、大枣5枚、甘草5克，加蝉蜕6克、白蒺藜15克、白菊花10克，7剂。外滴10%蜂蜜氯化钠滴眼液，每日4～6次。

二诊，角膜刺激征减轻，大疱较前缩小，仍按前方连服30剂，患眼角膜大疱平复，角膜刺激征消失，但舌红有裂痕，苔黄，属久服小柴胡汤出现劫阴现象，改柴胡为10克，加麦冬15克、生地黄20克、玄参15克，继服30剂。

三诊，阴虚症状好转，角膜大疱基本愈合，但有时有小反复，继以小柴胡汤合增液汤加决明子、青葙子、密蒙花，20剂。

四诊，角膜大疱全部消失，角膜基质水肿消退，清晰度好转，但尚遗留云翳，改治则为调理气血、退翳明目，方用银翘退翳散 15 剂善后。

至 2001 年 6 月随访，右眼视力 0.5，虹膜前粘连脱开，瞳孔复圆，角膜大疱平复，一直未复发。

该案例共服药 102 剂，结果痊愈。为什么能使已粘连的虹膜与角膜创口嵌顿处脱开，至今仍不能很好地解释。初步分析：小柴胡汤具有疏肝解郁、和解少阳之功效，久服后能改善眼内房水循环，促使角膜内皮泵功能恢复，并供给角膜营养和吸收营养，进一步促进角膜内皮代偿机制复原，内皮细胞恢复活性，从而促使角膜基质和上皮下水肿的吸收。

病例 2：刘某，女，73 岁，住北白象镇白象老街。2006 年 8 月 9 日初诊。

主诉左眼疼痛流泪怕光 2 个月。自诉两眼患老年性白内障，2006 年 5 月底赴温州某民营医院做过两眼白内障摘除术加人工晶体植入术。术后两周，右眼视力恢复至 1.0，左眼视力 0.1，伴有疼痛、流泪、怕光，角膜表面隆起一小疱，当时诊断为大疱性角膜病，用泰利比妥滴眼液、上皮生长因子滴眼液、小牛血清凝胶，反复治疗 2 个月，角膜大疱越发扩大，疼痛加剧，彻夜难寐。医院建议做眼球摘除术，患者不同意，故来我院要求中医治疗。

检查：左眼睫状充血（++）角膜混浊，中央偏下方出现一大疱，大小约 4mm×6mm，角膜内皮有数条皱褶，眼底不能窥见。患者头疼眼疼、涕泪交加，眼内异物感明显，不能睁眼。舌红苔薄黄，脉浮数。此为风邪袭表，侵犯黑睛表层。治以疏风清热，方用羌活胜风汤：羌活 3 克、独活 3 克、柴胡 6 克、前胡 6 克、桔梗 3 克、枳壳 3 克、荆芥 6 克、防风 6 克、白芷 5 克、川芎 6 克、薄荷 6 克、黄芩 12 克、白术 10 克、甘草 3 克，7 剂。

8 月 16 日二诊，疼痛流泪异物感明显好转，睫状充血（+）角膜大疱缩小，大小约 3mm×4mm，角膜基质混浊，内皮皱褶隐见。现风证已解，见口苦、咽干、目眩，舌淡红，苔黄，脉弦数。辨证为邪犯少阳，治则和解少阳，以小柴胡汤主之：柴胡 20 克、黄芩 15 克、半夏

10克、党参10克、生姜1片、大枣3枚、甘草5克，加蝉蜕6克、白蒺藜15克、白菊花10克，7剂。

8月24日三诊，诸症减轻，角膜大疱缩小至2mm×3mm，继服原方7剂。9月2日四诊，原方柴胡减为10克，去菊花、蝉蜕，加决明子15克、青葙子15克、密蒙花15克。

至10月3日共服药30剂，角膜大疱平复，遗留灰白色角膜云翳。继服银翘退翳散30剂收功。12月2日复查：角膜云翳菲薄，右眼视力1.0，左眼视力0.5。

二十四、眉棱骨痛——眶上神经痛

【概说】

眉棱骨痛，是指眉棱骨部或眼眶骨疼痛的疾病。本病名首见于《眼科阐微》，又名为眉骨痛、攒竹痛、眼眶骨痛，可单侧出现，亦可双侧发生，多见于成年人，女性多于男性。本病类似西医学之眶上神经痛。本病的病因尚不明确，可能与冷风吹袭受凉、感冒、外伤、劳累过度等造成眼眶局部血管痉挛、缺血、神经退行性损害等多种因素有关。

【诊治特色】

瞿氏中医眼科认为本病病因病机主要有四个方面，一是外感风寒，头面部受冷风吹袭，风寒之邪上犯目眶；二是风热之邪外袭，循太阳经脉上扰目窍而致；三是肝热生风，肝气郁结，肝火上炎，兼有风痰，致气血瘀滞，不通则痛；四是肝血不足，目窍脉络空虚，头目无所滋养，而出现的不荣则痛。辨证论治可分为以下四个证型。

（一）风寒侵袭证

症状：眉棱骨疼痛，眼珠发胀，目不愿睁，可兼头晕头痛，恶寒怕风。舌苔白，脉浮滑。

辨证：此为复感风寒，风寒之邪上犯目眶。辨证以头面部受冷风吹袭后，突然出现眉棱骨痛，眼珠胀，以及全身感受风寒表证等为要点。

治则：祛风散寒。

方药：葛根汤加减。

（二）风热上扰证

症状：眉棱骨疼痛。突然发生，压之痛甚，且疼痛走窜，可兼发热恶风，口渴咽干。舌尖红，苔薄黄，脉浮数。

辨证：此太阳主一身之表，其经脉经眉头攒竹穴，风热外袭，上乘眼目。辨证以眉棱骨疼痛，且疼痛走窜，以及风热表证为要点。

治则：疏风清热、散邪止痛。

方药：陆氏驱风上清散加减。

（三）肝火上炎证

症状：眼眶骨及前额骨皆痛，或痛连颠顶，目珠胀痛，情志抑郁，可兼口苦咽干，烦躁不宁，小便短赤。舌红苔黄，脉弦数。

辨证：此为肝郁化火，循肝经上炎头目，或伴有风痰相挟，气滞血瘀而出现的不通则痛。辨证以眉棱骨痛，眼眶、前额、颠顶等多部位疼痛及全身肝热症状为要点。

治则：清肝泻火、祛风化痰、解郁通窍。

方药：加味柴胡汤。肝热甚者，加龙胆草、夏枯草以泻肝解郁止痛。

（四）肝血不足证

症状：情志抑郁，头晕头痛，眉棱骨痛，疼痛不休，不耐久视，目睫无力，可伴体倦神衰，失眠多梦，面白少华。舌淡，脉细。

辨证：此为肝虚，而循行目窍脉络之血贫乏，目窍供血不足，而出现的不荣则痛。辨证以眼眶酸痛，有持续性，不耐久视及全身肝血虚的症状为要点。

治则：滋养肝血、温通脉络。

方药：偏肝血虚者用当归养荣汤加减。偏气阴两虚者用十珍汤加减。

外治方法：

1. 贴敷疗法： 苍术 15 克、白矾 15 克、鹅不食草 30 克，共捣成泥，敷患处。

2. 针灸疗法： 以昆仑穴为主穴，配陷谷、头维、内庭、公孙穴，针刺。或选百会、太阳、攒竹、上星、阳白、中渚、内庭、合谷穴，每次选 3 ～ 4 穴，留针 20 分钟。

3. 穴位注射： 取强的松龙 0.5mL、维生素 B_{12} 0.5mL，加 2% 利多卡因 0.5mL 做痛点封闭。于眶上切迹压痛最明显处进针，针尖向上眶缘，缓慢刺向骨膜，回抽无血后，推进药物，使眶上皮肤呈堤状隆起。双侧可同时注射。

【认识与体会】

眉棱骨痛，即西医学之眶上神经痛。眶上神经是三叉神经眼神经的一支分支的终端。三叉神经第一支眼神经，起于三叉神经半月节，经眶上裂入眶前分出泪腺神经、额神经和鼻睫状神经等，入眶分布于泪腺、泪囊、眼球、结膜和部分鼻腔黏膜等处。额神经有一支经眶上孔或切迹出眶，名眶上神经，分布于上睑和额部、顶部皮下。眶上切迹（孔）位于眶上缘的内、中 1/3 相交处，距正中线 2.5cm，眶上血管和神经在此通过。用力按压时，可引起明显压痛。

眶上神经为额神经较大的终末支，伴眶上动脉由眶上切迹离开眼眶，在眶内分为内外支，又彼此吻合。支配额部、上睑及结膜角膜的感觉神经。所以眶上神经痛，局部不红肿，疼痛重点在眶上缘，常伴有前额痛或眼睑眼球胀痛。眶上神经是全身神经位置最浅表，可以在眶上切迹直接用手触到的唯一神经。易受风寒刺激而发痛，副鼻窦与眶上神经的通道相邻，故副鼻窦的炎症，特别是额窦的炎症，最易累及眶上神经。它的睫状长神经作为感觉纤维分布于角膜、巩膜、虹膜、睫状体，其短根（运动根）纤维，分布于瞳孔括约肌和睫状肌。因此，眶上神经痛往往出现视疲劳而表现为眼球胀痛。

眶上神经痛起病较急，或一侧或两侧，或持续或阵发，自觉有眉棱骨痛，常伴眼球胀痛及前额痛，或痛达眶内，或痛达两颞，时轻时重，或伴恶心呕吐眩晕。

本病《审视瑶函》中称眉骨痛、阴邪风，对其的病因分析和治疗比较全面。谓其病因有二：一为肝虚而痛。多为肝肾亏虚，精血不能上荣于目，而致不荣则痛，用生熟地黄汤主之。二为肝热而痛。多为肝火上炎，怒气甚者，多有此病。其谓风证，亦热之所致，热甚生风，气血瘀滞，而致不通则痛，用加味柴胡汤主之，至于有风痰者，兼而治之。加味柴胡汤，以黄芩、柴胡清肝火，薄荷、前胡透邪热，荆芥、防风、川芎、白芷疏风除湿，姜半夏、生甘草化痰和中。此方以清肝火为主，兼以疏风化痰，对肝热所致的眉骨痛有效。

陆氏驱风上清散是陆南山《眼科临证录》中治疗眉棱骨痛的方子，我们在原方中加了菊花、薄荷，取名为陆氏驱风上清散，它能祛散风热、升阳止痛，其中白芷、细辛，对阳明、少阴头痛特别有效。与李东垣《兰室秘藏》专治风热上扰，眉骨痛的选奇汤（炙甘草、羌活、防风、酒黄芩）相比，效果要强。

我们临床上常将本病分为因风而痛、因热而痛、因劳而痛、因虚而痛。风者有风寒风热之分，感受风寒者，葛根汤主之；风热上扰者，陆氏驱风上清散主之；肝热挟风者，泻肝散加荆芥、细辛、白芷主之或加味柴胡汤主之；看手机、电脑时间过久，或专注精细劳神伤目者，多属伤及气阴，十珍汤主之；肝血亏虚，不能上荣于目，当归养荣汤主之。

【病案举隅】

病例1：万某，男，45岁，乐清市城关镇人。2018年8月2日初诊。

诉两天前早起晨练被冷风吹袭后即感右眼眶骨疼痛，愈加剧烈。

检查：右眼上眼睑稍水肿，眶上切迹处明显压痛。

患者有鼻塞流清涕，恶风怕冷，舌苔白脉浮。此为眉棱骨受风寒侵袭，致眶上孔水肿，眶上神经受压后出现的疼痛。治宜祛风散寒，方用葛根汤加减：葛根40克、麻黄10克、桂枝10克、芍药10克、炙甘草10克、生姜2片、大枣5枚，3剂。

8月5日复诊，患者诉服药2剂后疼痛即减，头痛鼻塞、恶风怕冷症状减轻，继服葛根汤3剂而愈。

病例 2：孙某，女，48 岁，乐清市白石镇人。2019 年 1 月 16 日初诊。

诉左眼眉棱骨突发性疼痛 1 天，疼痛会走窜，在攒竹穴和鱼腰穴之间活动，痛甚时有恶心呕吐感。病期 2 年，感冒发热时常复发。

检查：左眼眉棱骨眶上切迹处有压痛。

患者头痛身热、口渴咽干，舌尖红，苔薄黄，脉浮数。此为风热外袭，上乘眉骨。治以疏风清热、散邪止痛。方药陆氏驱风上清散：荆芥 6 克、防风 6 克、细辛 3 克、白芷 10 克、白菊花 10 克、薄荷 6 克、白蒺藜 12 克、荷叶 1 角，7 剂。

2019 年 1 月 25 日复诊，眉棱骨疼痛明显减轻，眶上切迹压痛消失，风热表证已解。症状好转，继服陆氏驱风上清散 7 剂。

2019 年 2 月 4 日三诊，眉棱骨痛全部消失，但患眼目睫无力、不耐久视，体倦神衰，舌淡脉细，此为肝虚，目窍供血不足；治以补血养荣，当归养荣汤主之：熟地黄 15 克、当归 12 克、川芎 6 克、白芍 10 克、川羌活 6 克、防风 6 克、白芷 16 克，7 剂。

2021 年 3 月电话随访，2 年内无复发。

病例 3：吴某，女，44 岁，浙江省海宁市丁桥镇人。2020 年 6 月 16 日初诊。

主诉两眼眉骨阵发性疼痛 2 年。熬夜劳累后常发作。

检查：右眼视力 1.0，左眼视力 1.2，两眼外观无异。眉棱骨眶上切迹处有压痛。

患者眼眶酸痛，不能久视，面色少华，体倦乏力，舌淡脉细。此为气阴两虚，目窍供血不足，而出现的不荣而痛。治以滋养肝血、补益气阴。方用十珍汤：熟地黄 15 克、当归 12 克、白芍 12 克、地骨皮 12 克、知母 12 克、牡丹皮 10 克、天冬 10 克、麦冬 10 克、党参 15 克、甘草梢 5 克、白芷 6 克，15 剂。

2020 年 7 月 2 日来电诉，诸症减轻，嘱其继服十珍汤 1 个月。

二十五、鹘眼凝睛——甲状腺相关性免疫眼眶病变

【概说】

鹘眼凝睛，是指以眼珠逐渐突出，红赤，如鹘鸟之眼，呈凝视状为特征的眼病。该病名首见于《世医得效方》，本病较为严重的症状记载见于《证治准绳·杂病》，书中描述："其状目如火赤，绽大胀于睥间，不能敛运转动，若庙塑凶神之目，犹鹘鸟之珠赤而绽凝者。"本病可单眼或双眼发病，多伴有全身症状。

鹘眼凝睛类似于西医学之甲状腺相关性免疫眼眶病变，又称 Graves 眼病，是眼眶炎症与甲状腺功能异常和免疫系统失调相关性疾病。临床上表现为甲状腺功能亢进，低下或正常。若甲状腺功能正常而出现 Graves 眼病时，称眼型 Graves 病。

【诊治特色】

瞿氏中医眼科认为本病系肝肾、任督二脉功能失调，导致气滞、血瘀、痰凝，上犯于目，使目眶脉络涩滞所致；也可因忧郁伤肝，思虑伤脾，致脾气不行，逆于肉里，致使眼带肥大。辨证论治主要分为两个证型。

（一）气滞血瘀痰凝证

症状：患眼上方白睛露出，眼珠微突，胞睑难以闭合，白睛红赤，全身可伴有情志不舒，胁痛胀闷，女性痛经或闭经，乳房胀痛。舌质紫暗，或有瘀点，苔薄白腻，脉弦或滑。

辨证：此为瘿病初起，元气实者，气血阻滞，痰湿内生，痰瘀互结，上犯于目。辨证以病之初起，突眼较轻，伴全身气滞血瘀痰阻等证候为要点。

治则：行气活血、化痰软坚。

方药：海藻玉壶汤加减。若肝气郁结甚者加服丹栀逍遥散，血瘀甚者加服桃红四物汤，冲任失调者加服肾气丸。

（二）肝脾郁结证

症状：病情较久，患眼渐进突出，红赤凝定，甚则高突出眶不能运转，白睛红赤，有时兼见黑睛生翳，常伴有心跳加快，烦躁失眠，两手及舌伸出有震颤，消瘦多汗等症。

辨证：此为忧郁伤肝，思虑伤脾，病久致脾气不行，逆于肉里，致眼眶内肌肉肿胀增大，突眼而出。辨证以病日久，元气虚者，眼珠渐突，转动受限及全身气虚气滞血瘀等证候为要点。

治则：疏肝理气、行气散结。

方药：十全流气饮加减。

外治方法：保护黑睛，滴人工泪液，涂消炎眼膏，保持黑睛表面湿润，以防暴露赤眼生翳。

其他疗法：目前，对眼球突出和眼外肌肥大尚缺乏有效疗法。

1. 眼外肌病的治疗：在急性充血期，可全身应用皮质类固醇，开始每日口服泼尼松 40 ～ 80mg，根据临床反应，以后逐渐减量。如在 3 周内无效，则开始减量。

2. 视神经病变的治疗：采用大剂量皮质类固醇，如在两周内无改善，则应减量，并采取其他疗法，如放射治疗，每日 2 戈瑞（Gy），左右眼交替共 10 天，一般放射后 4 个月显效。

【认识与体会】

西医的病因病理，多认为 Graves 病是一种自身免疫性疾病，抗原的性质尚不明确。病变主要损害上睑提肌和眼外肌。病理改变为眼外肌水肿，慢性炎性细胞浸润、变性、肥大及纤维化。Graves 病的病理变化几乎波及眶内各种软组织，其中以眼外肌与脂肪组织最明显。据称这是眼外肌内存在甲状腺抗原，是发生免疫反应的主要位置。肌纤维显著肥大，肌内体积可增加至正常体积的 2 ～ 8 倍，肌纤维间隙增宽，肌细胞内大量淋巴细胞浸润，另外尚有巨噬细胞、浆细胞和肥大细胞。成纤维细胞显著肥大，产生过多的黏多糖和胶原纤维，黏多糖与水结合，引起组织水肿。眼眶脂肪也发生类似眼外肌的病理变化，由于水肿和慢性炎性细胞浸润，体积增大，眶压增高，引起各种临床症状和体征。

鹘眼凝睛，是以眼球突出，甚至不能转动为主要特征的眼病。五版《中医眼科学》将其归纳于甲状腺相关性免疫眼眶病。该病系眼眶炎症与甲状腺功能异常，和免疫系统失调有关。临床表现为甲状腺功能亢进、低下或正常，伴眼球突出、眼球活动受限、上睑退缩或迟落。导致眼球突出的主要原因是眼外肌肥大，早期出现水肿，细胞浸润，晚期发生变性及纤维化，从而限制眼球运动，首先受累的是下直肌，眼球不能向上和向内上方转动，其次受累的是内直肌，引起外转受限，再次为上直肌，外直肌受累最少见。

本病既与甲状腺疾病相关，故治疗上亦参照中医瘿瘤的治则。瘿是甲状腺疾病的总称，包括西医学的单纯性甲状腺肿、甲状腺腺瘤、甲状腺囊肿、甲状腺癌、甲状腺炎及甲状腺机能亢进等，临床常见的有气瘿、肉瘿、石瘿、瘿痈等四种，脏腑经络归属于任、督、肝肾，任督两脉皆系于肝肾，肝肾之经脉皆循喉咙。其病因病机为在致病因子的作用下脏腑经络功能失调，导致气滞、血瘀、痰凝于颈部，治疗上多以疏肝解郁、化痰软坚为主，海藻玉壶汤是治疗瘿病的代表方，它包括了化痰软坚，行气活血、消瘿散结三大功能。若伴肝气郁结者合服小柴胡汤；血瘀严重者加服桃红四物汤；痰火郁结者合服柴胡清肝汤；冲任失调者加服肾气丸。

《外科正宗·瘿瘤论第二十三》曰："夫人生瘿瘤之症，非阴阳正气结肿，乃五脏瘀血、浊气、痰滞而成……脾主肌肉，郁结伤脾，肌肉消薄，土气不行，逆于肉里而为肿，曰肉瘤。"又观薛立斋云："筋骨呈露曰筋瘿，赤脉交结曰血瘿，皮色不变曰肉瘿，随忧喜消长曰气瘿，坚硬不可移曰石瘿，此瘿之五名也。"通治瘿病初起，元气实者，海藻玉壶汤、六军丸；久而元气虚者，琥珀黑龙丹、十全流气饮，选服此药，自然缩小消磨。

上为陈实功治疗瘿病的基本法则，我们运用此法治疗甲状腺相关性突眼症，初起认为血瘀、气滞、痰凝，治宜活血行气，化痰软坚，方选海藻玉壶汤。日久气虚脾气不行，逆于肉里，导致眼外肌肥大，方用十全流气饮，目的是流通气血，消肿散结。临床应用多以海藻玉壶汤去海藻、海带、昆布，加牡蛎、夏枯草、薏苡仁治疗甲状腺相关性突眼症的标实证，以十全流气饮之调理全身气血治疗甲状腺相关性突眼症的本虚证。

【病案举隅】

病例 1 甲减性突眼症：陈某，女，36 岁，于云南省普洱市宁洱县经商。2019 年 7 月 20 日初诊。

主诉双眼球突出 3 年。2012 年人渐消瘦，在宁洱县某医院检查诊断为甲减病，服药后（不详）病情不稳定。3 年前觉两眼球胀、突出。经普洱市某医院诊断为甲状腺相关性突眼症。一直在服中药调理，但未见好转。

检查：两眼视力均正常，两眼球稍突出，眼睑轻度水肿，结膜充血（+），角膜、虹膜、前房、晶体均正常。

患者偏消瘦，多汗，烦躁失眠，偶有心跳加快，两手及舌伸出时有震颤，舌暗苔薄白脉涩。此为忧思伤及肝脾，全身气虚气滞血瘀，病久脾气不行，逆于肉里，致眼肌增大，突眼而出。治宜疏肝理脾、行气散结。方用十全流气饮：陈皮 6 克、青皮 6 克、乌药 6 克、木香 10 克、香附 10 克、当归 10 克、白芍 10 克、川芎 6 克、赤茯苓 12 克、甘草 6 克、生姜 2 片、大枣 3 枚，水煎服，30 剂。

8 月 29 日二诊，来电诉眼胀已消失，充血已退，服药后身体状况好，无不良反应。嘱其继服原方 30 剂。

10 月 8 日三诊，来电诉情况同前，自觉眼球有些回缩。嘱其继服十全流气饮要半年以上，不要中断。

2020 年 5 月 6 日电话随访，患者诉总量服十全流气饮 8 个月，4 月 23 日去普洱县某医院做甲状腺功能检查：T3、T4、FT3、FT4、TSH 均已正常。双眼球突出已不明显。

病例 2 甲亢性突眼症：麻某，女，60 岁，温州市永嘉县人，在云南省西双版纳州景洪市勐罕镇经商。2020 年 8 月 10 日初诊。

主诉两眼外突 2 年。2019 年 8 月 28 日经昆明市某医院甲状腺功能检查，诊断为甲亢性突眼症。在当地服中药调理 4 个月，未见好转。

检查：两眼上眼睑退缩及迟落，黑睛和白睛有露白现象，两眼球中度突出，左眼向上、向内运动受阻，有复视。CT 检查：左眼下直肌与内直肌肌腹呈梭状肿胀，其他眼外肌均有不同程度改变。

患者食欲不振，面色萎黄，消瘦多汗，烦躁易怒，心悸难寝，舌淡苔薄白脉弱涩。此为忧郁伤肝，思虑伤脾，病久致脾气不行，逆于肉里，致眼内肌肉肿胀增大，突眼而出。治宜疏肝理脾、行气散结。方用十全流气饮：陈皮 6 克、青皮 10 克、乌药 10 克、木香 10 克、香附 10 克、当归 10 克、白芍 10 克、川芎 6 克、赤茯苓 12 克、甘草 5 克、生姜 2 片、大枣 3 枚，水煎服，30 剂。

9 月 13 日二诊，自诉诸症好转，为工作方便，要求改用广东一方生产的中药颗粒剂。处方：陈皮 3 克、青皮 10 克、乌药 10 克、木香 6 克、香附 10 克、当归 10 克、白芍 10 克、川芎 6 克、白茯苓 10 克、甘草 3 克、生姜 3 克、大枣 10 克，30 剂，开水 250mL 冲服，每日 1 剂。

10 月 15 日三诊，来电诉服药后肠蠕动加快，食欲大增，体重增加，面色红，睡眠好转。眼球突出减轻。告知患者，该病属慢性，需服药半年甚至 1 年以上。继寄药 1 个月。以后持续寄药 6 个月。2021 年 6 月 10 日电话随访，患者诉共服十全流气饮 9 个月，5 月 28 日在昆明市某医院做甲状腺功能测定，五项指标均已正常。已无复视，眼球活动正常，尚有轻度突出。

二十六、风牵㖞僻——口眼歪斜

【概说】

本病多由风邪入中面部，以突发面部麻木，口眼歪斜为主要表现的疾病。又名口眼㖞斜，俗称歪嘴风。王清任《医林改错·口眼㖞斜辨》曰："若壮盛人，无半身不遂，忽然口眼歪斜，乃受风邪阻滞经络之症。经络为风邪阻滞，气必不上达，气不上达头面，亦能病口眼歪斜，用通经络散风之剂。"本病春秋两季发病率较高，任何年龄均可发病，以 20 ～ 40 岁最多见，男性多于女性，多一侧发病，双侧同时发病者较少见，一般起病迅速，几小时至 1 ～ 2 天面肌麻痹达高峰，持续 1 ～ 2 周后开始恢复，3 个月不能完全恢复者，则会遗留后遗症。目前病因还不完全明确。多认为病侧面部受冷风吹袭，或因病毒感染，或情绪波动，引起自主神经功能紊乱，使面神经乳突段的小动脉痉挛而致面神经缺血、水肿、受压所致。病理变性早期主要为面神经水肿，脱髓鞘或轴突有不同程度的变性，以在茎乳突孔和面神经管内的部分尤为明显。

【诊治特色】

瞿氏中医眼科认为本病主要因机体正气不足，肌表不固，腠理疏松，风邪乘虚而入，客于面部阳明经络，使颜面一侧营卫不和，气血痹阻，脉络失养而成口僻；亦可因病久气血亏虚，推动乏力，血行迟缓，血脉瘀塞，气血循行不畅，口僻难愈。治疗当分突发期和恢复期，内外兼治。

（一）风邪中络证（突发期）

症状：起病突然，1 ～ 2 天达高峰，患侧面部肌肉弛缓麻木，不能皱眉，额纹消失，病侧眼睑不能闭合，鼓腮吹气时漏气，吐痰歪向一侧，鼻唇沟变浅，口角下垂向健侧歪斜。部分患者患侧乳突区有疼痛或压痛。此为肌表腠理疏松，冷风吹面，风邪乘虚而入，风中于络所致。辨证以突然起病，口眼㖞斜为要点。伤于风寒者伴恶风怕冷，肢体拘紧，肌肉关节酸痛。舌淡苔薄白，脉浮紧或浮缓；伤于风热者伴口苦，咽干微渴，肢体肌肉酸楚，舌边尖微红，苔薄黄，脉浮数或弦数。

1. 风寒袭络证

治则：祛风散寒、温经通络。

方药：葛根汤加减。

2. 风热袭络证

治则：清热解毒、疏风散邪。

方药：普济消毒饮加减。

（二）气虚血瘀证（恢复期）

症状：口眼歪斜病久，兼见面色萎黄或面色少华；或患肢水肿，肢软无力，或半身不遂，语言蹇涩。舌质淡紫，苔薄白，脉细涩无力。此为气虚无力推动血行，气血痹阻，筋脉失养。

治则：益气化瘀，活血通络。

方药：补阳还五汤加减。久病成瘀，久病入络，可加入全蝎、水蛭、䗪虫、莪术、丝瓜络、络石藤以化瘀通络。

外治方法：

1. 正容膏（见瞿氏家藏经验方）穴位起疱疗法

药物组成：鲜毛茛 6 克、生草乌 1.5 克、细辛 1.5 克、蓖麻子（去壳）7 枚、皂荚 1.5 克，先将生草乌、细辛、皂荚捣成细末，再加入鲜毛茛、蓖麻子捣成膏状，搓圆如桐子大。

取穴：患侧太阳穴、下关穴、颊车穴。第一次贴太阳穴，第二次贴下关穴，第三次贴颊车穴。每次间隔 7 ～ 10 天，一般轻症一贴获效，重症三贴可愈。

用法：取风湿膏一张，中间开一圆孔直径约 2cm，贴在患侧穴位上，将正容膏轻搓成扁圆形，贴在圆孔内，另用一张未开孔的风湿膏覆盖在开孔的风湿膏上。贴药后局部即有灼热针刺感。贴药时间 12 ～ 15 小时，取下后在贴药处即出现水泡样隆起和局部红肿，1 ～ 2 天后水疱逐渐增大，疱内有大量黄色组织液，不必刺破，任其自行吸收或溃破排出。如有局部感染，可外敷抗生素软膏，1 周后自愈，愈后不留瘢痕。

2. 针灸治疗

主穴：翳风、太阳、下关、颊车、四白、地仓（地仓透颊车）。

配穴：合谷、太冲、风池、阳白。

用法：每次以主穴 3 个，配穴 2 个，10 次为 1 个疗程，间隔 3 ～ 5 天。

其他疗法：

1. 乳突有压痛，或有患侧头痛头胀者用 20% 甘露醇 250mL，地塞米松 5 ～ 10mg 静脉注射，每日 1 次。抗炎降压。

2. 突发期可用大剂量激素冲击疗法：强的松片 40mg，首次每日早晨 8 时顿服，症状好转后逐渐减量从 8 粒减至 6 粒、4 粒、2 粒、1 粒，5 天 1 次。至 1 粒时适当维持至口眼歪斜症状大部分改善。服药时需加服硫糖铝片以保护胃黏膜。服药前需询问有无高血糖、高血压、胃溃疡、精神病病史。

3. 口服尼莫地平、脑益嗪、ATP、肌苷、维生素 B_1 等营养神经剂和血管扩张剂。

4. 恢复期，5% 葡萄糖 250mg、弥可保 2mL 静脉注射，每日 1 次。促使神经恢复。

【认识与体会】

口眼㖞斜，西医为面神经麻痹症，原属颌面部神经科疾病。患者往往由于患眼流泪，不能闭合而来眼科就诊，因此眼科医师必须了解和掌握面瘫的治疗方法。

面神经属于颅脑 12 对神经之一，从桥脑发出，经内听道及岩骨中狭长的骨性管腔——面神经管，最后通过乳茎孔出颅腔，分布于面部，分额支、颞支、颧支、颊支和下颌支共 5 支，主管面部表情肌的功能。中医《灵枢·经筋》指出："足之阳明、手之太阳，筋急则口目为僻，目眦急不能卒视。"《诸病源候论》指出："偏风口㖞是体虚受风，风入于夹口之筋也，足阳明之筋，上夹于口，其筋偏虚，而风因乘之，使其经筋急不调，故令口㖞僻也。"说明本病为足阳明胃经、手太阳小肠经受邪。所以，针灸治疗、中药穴位发疱疗法所采用的穴位都与足阳明、手太阳经有关。颊车、下关穴均为足阳明胃经循面穴位，太阳穴为经外奇穴，符合面神经主干分支：额支、颞支—太阳穴，颧支、颊支—下关穴，颊支、下颌支—颊车穴的神经分布区域。

面瘫的病因目前尚未完全明确，多数学者认为病侧头面部受冷风吹袭，受寒后使面神经乳突段的小动脉痉挛，而致面神经缺血缺氧、水肿受压所致。对于本病的治疗，常以正容膏（见瞿氏家藏经验方）外贴和内服中药相结合。

正容膏穴位起疱疗法是家传秘方，对口眼㖞斜病有非常显著的疗效。方中的鲜毛茛能刺激穴位皮肤起疱，具有活血、消肿等功效；配合草乌辛散温通，善于逐风邪、除寒湿、温经止痛；细辛辛温香窜、善能发散风寒之邪；蓖麻子消肿，拔毒去腐；皂荚通窍、涤痰、搜风，药之锐利能直达病所，共奏活血消肿，疏风通络之效。

【病案举隅】

病例1：黄某，男，29岁，乐清白象镇前垦村人。1987年10月2日初诊。

主诉：10月1日饮白酒半斤，醉后即睡，次日晨始觉右眼流泪刺痛而不能闭合，口舌麻木，嘴角向左歪斜。

检查：右眼闭合不全，睑裂开大6mm，结膜充血（++）外露，人中向左偏离中线5mm，患侧口角下垂3mm，鼓腮吹气时漏气，额纹消失而不能蹙眉。定位检查：味觉（－）、听力（－）、泪液分泌功能检查增多。

诊断：右侧周围性面瘫。治疗：右侧太阳穴处外贴正容膏，时间12小时。

10月3日复诊，见局部充血，皮肤潮红，贴药处一水疱隆起，直径约2.5cm，外用消毒纱布包扎。

10月8日三诊，太阳穴处水疱平复，局部炎症自愈，闭眼时右眼睑裂增大4mm，余症同前，继用正容膏外贴下关穴。

10月15日四诊，症状明显好转，右眼闭合时睑裂增大2mm，人中向左偏离中线2mm，鼓腮吹气不漏，口舌转动灵活，患侧口角下垂3mm。

10月30日门诊随访，患者已复原状。

病例2：王某，男，10岁，乐清县三山乡王家店人。1986年3月6日初诊。

家属代诉：患儿于1985年10月17日突然发现口眼歪斜，经当地医院治疗半月后无效，结果转送温州、杭州、上海等医院诊治，曾使用过西药、中药、针灸、理疗等。经过6个月的治疗，未见明显疗效。

检查：左侧额纹消失，不能蹙眉，左眼睑闭合不全，睑裂增大

7mm，下睑、结膜、角膜均外露，结膜充血（+），角膜表面混浊，人中向右偏离中线 6mm，患侧口角下垂 10mm，鼓腮漏气，患侧面部肌肉松弛。定位检查：味觉（-），听觉（-），泪液分泌功能检查增多。

诊断：左侧周围性面瘫。治疗：左侧太阳穴处贴正容膏，时间 15 小时。

3 月 7 日复诊，见局部皮肤红肿，一水疱隆起直径约为 3.5cm，用纱布做保护性包扎。

3 月 8 日三诊，局部水疱增大隆起球状，用消毒针筒抽出 10mL 淡黄色组织液，仍做保护性包扎。

3 月 9 日，因前晚患儿不慎用手擦破水疱后排出数量较多的组织液而暴露了皮下组织，改用金霉素软膏包扎，嘱其每日换药 1 次。

3 月 16 日，太阳穴处炎症愈合，患眼闭合时睑裂增大 4mm，人中向右偏离中线 5mm，患者口角下垂 8mm，继用正容膏外贴下关穴 12 小时。

3 月 17 日取下药饼，局部又见起疱红肿，伴患侧颌下软组织水肿。用消毒纱布做保护性包扎。

3 月 27 日上穴局部炎症消退，创口愈合，再用正容膏外贴颊车穴 12 小时。

4 月 16 日复诊，三处穴位皮肤均已平复，留淡褐色瘢痕，检查两眼闭合时左睑裂增大 2mm，人中向右偏离中线 2mm，左嘴角下垂 3mm，鼓腮吹气不漏气。

1988 年 5 月 14 日随访，患者面神经功能复原，未出现复发。

二十七、风牵偏视——后天性麻痹性斜视

【概说】

风牵偏视是以眼珠突然偏视，转动受限，视一为二为临床特征的眼病。又名目偏视、坠睛、坠睛眼，视一为二。《证治准绳》称之为神珠将反，严重者眼珠偏斜入眦内，黑睛几乎不可见者，称为瞳神反背。本病以坠睛为名记载于《太平圣惠方》。本病相当于西医学的麻痹性斜视，

分为先天性和后天性两类，前者由先天发育异常、产后等引起，后者多为急性发病，主诉有复视，可因传染病、炎症、血管性疾病、肿瘤、退行性变、内分泌及代谢障碍、维生素缺乏、外伤和中毒等引起。

【诊治特色】

瞿氏中医眼科认为本病可因气血不足，腠理不固，风邪乘虚侵入经络，目中筋脉弛缓而致；也可因脾失健运，聚湿生痰，复感风邪，风痰阻络，致眼带转动不灵；或热后伤阴，阴虚生风，风动挟痰上扰而致；或因头面部外伤，或肿瘤压迫，致使脉络受损而致。临床可分为以下三个证型。

（一）风邪中络证

症状：发病急骤，可见目偏视，眼珠转动失灵，视一为二，兼见头晕目眩，步态不稳，视物模糊。舌淡，脉浮数。

辨证：此为气血不足，腠理不固，风邪乘虚侵入经络，目中筋脉弛缓而致。

治则：祛风通络、顺气活血。

方药：桂枝加葛根汤。有邪热者加黄芩、栀子以清热泻火。

（二）风痰瘀阻证

症状：发病有日，服上药未见效，眼症同上，伴有头晕目眩，步态不稳，或胸闷恶呕，泛吐痰涎。舌暗苔白腻，脉弦滑或涩。

辨证：此与痰阻气滞血瘀有关。

治则：祛风化痰、活血通络。

方药：通滞活络汤加减。气虚者加党参、黄芪以补脾益气，鼓动气机；伴上睑下垂者加升麻、葛根以升提阳气；有阴虚内热者加麦冬、知母以滋阴清热。

（三）脉络瘀阻证

症状：多系头部外伤，眼部直接受伤，或中风后出现目珠偏位，视一为二。舌脉无特殊。

辨证：以外伤或中风后遗症发病为要点。

治则：活血行气、化瘀通络。

方药：血虚血瘀者以桃红四物汤加减。病变早期可加荆芥、防风、白附子、僵蚕、全蝎以祛风通络，加党参、黄芪以益气扶正，气虚血瘀者用补阳还五汤加减。

外治方法：针灸治疗。主穴：睛明、承泣、攒竹、鱼腰、瞳子髎、阳白；配穴：四花（肝俞、胆俞）、肾俞、太冲、侠溪、阳陵泉。方法：用平补平泻手法，留针20分钟，每日1次，7日为1个疗程，间隔3天。

【认识与体会】

后天性麻痹性斜视是由支配眼肌运动的神经核、神经或眼肌本身器质性病变所引起，当损伤第三、第四或第六颅神经时便可引起该神经支配的眼外肌麻痹。西医学认为，负责眼球运动的神经，为动眼神经、滑车神经和外展神经，动眼神经支配上直肌、内直肌、下斜肌，动眼神经麻痹，表现为病变侧上睑下垂、瞳孔散大，眼球除向外、下运动外，其他各方向运动均麻痹。滑车神经支配上斜肌，滑车神经麻痹时，表现为眼球不能向下、向外方向运动，尤其向下运动时有明显复视。外展神经支配外直肌，外展神经麻痹时，表现为眼球不能外展，外展时露出白色结膜。

《灵枢·大惑论》有“邪中于项，因逢其身之虚，其入深，则随眼系以入于脑，入于脑则脑转，脑转则引目系急，目系急则目眩以转矣。邪其精，其精所中不相比也，则精散，精散则视歧，视歧见两物”的论述。该病的中医病因病机有三：一是气血不足，腠理不固，风邪乘虚侵入经络，目中筋脉弛缓而致。二是脾失健运，聚湿生痰，复感风邪，风痰阻络，致眼带转动不灵。三是因头面部外伤，或肿瘤压迫，致使脉络受损而致。我们认为以上三种病因均能引起邪入经络，血行受阻，从而出现风湿、痰阻、血瘀、气滞，目中筋脉受损而不能灵活转动。

本病以复视为主要症状，患者突然发病，眼位偏斜，眼球运动受阻，视一物为二，视物模糊，眩晕恶心，严重者步履不稳，部分患者常伴有眼睑下垂、瞳孔散大，第二斜视角大于第一斜视角，同视机检查，可确定斜视度数。

治疗原则以祛风、化痰、活血、通络为主，目的在于祛邪通络，使气血运行复常。我们常用的通滞活络汤，是以陆南山《眼科临证录》通滞汤为基本方加减而成，重点加强通络的效果，是方以防风、羌活祛风，当归、川芎、赤芍活血通滞，调理血道，配以二络（丝瓜络、橘络）清热、理气、化痰通络，二藤（络石藤、海风藤）舒筋活血、搜风通络；二枝（桑枝、桂枝）透达营卫、温经通络，共同达到疏通经络的目的。

治疗中必须对眼肌麻痹者详细了解病史，进行全面检查，排除眶内、颅内肿瘤，以免贻误病情。对糖尿病、高血压、炎症感染性疾病等引起的重要原因，要结合全身情况进行病因治疗，并配合西药神经营养剂、血管扩张剂、抗生素激素等对症治疗，中西结合，往往能提高疗效。该病恢复缓慢，切不可因短时间未愈患者求愈心切而过早手术，我们建议手术治疗需 6 个月后施行较为妥当。

通过临床观察，我们认为通滞活络汤有较强的祛风活血通络作用，药性平和，疗效显著。能促使麻痹眼肌的功能恢复，可作为治疗后天性眼外肌麻痹的首选方剂。

【病案举隅】

病例 1 外展神经麻痹：麻某，男，58 岁。2011 年 6 月初诊。

自诉双眼复视 3 个月，头晕目眩，步态不稳，不能骑车。在温州、杭州各大医院诊治过，头颅 CT、核磁共振检查均未见颅内异常。用过激素、血管扩张剂、神经营养剂，其间在 118 部队医院针灸 1 个月，均未见效。

检查：右眼视力 1.0，左眼视力 0.6，两眼平视见左眼位偏内斜约 25°，外展运动障碍，其他方位运动均正常。舌暗淡苔白腻，脉弦滑。

此为风牵偏视之风痰瘀阻证，通滞活络汤加茯苓、苍术 7 剂。

二诊时患者诉头晕好转，步履稍稳，继服上方 7 剂。

三诊来电告知，诸症好转，眼位已复正，复视消失，疲劳时偶有出现。嘱其继服通滞活络汤加党参 15 克、黄芪 15 克，15 剂。

8 月 2 日来电说病已痊愈。

病例 2 动眼神经麻痹： 项某，男，55 岁，京剧团武生演员。2013 年 12 月 8 日初诊。

诉 7 天前晚上下乡演出，受冷风吹袭，次晨起视物模糊有复视，伴头痛头晕、恶心欲吐。在温州某医院诊治过，头颅 CT、核磁共振检查均未见颅内异常。用过抗炎、激素、血管扩张剂未见效，几日来病情加重，不能骑车走路，更不能上台演出。

检查：右眼视力 0.5，左眼视力 1.2，两眼平视见右眼上睑稍下垂，右眼向上向内转动障碍。舌淡苔白腻，脉浮细。

此为风牵偏视之风邪（寒）中络证。治宜祛风通络，顺气活血。方用桂枝加葛根汤 7 剂。

二诊时头痛头晕、恶心欲吐症状消失，但复视尚有。属风邪已祛，血行受阻。治宜祛风化痰，活血通络。改方为通滞活络汤 7 剂。

三诊时复视好转，继服通滞活络汤 15 剂。

四诊时见右眼上睑下垂消失，眼球活动度已恢复正常，复视消失。嘱其继服通滞活络汤去羌活、防风，15 剂收功。

二十八、能近怯远——近视

【概说】

能近怯远，是指眼在调节松弛状态下，平行光线经眼的屈光系统的折射后焦点落在视网膜之前，即为近视。中医称近视为“目不能远视”的最早记载见于隋代巢元方的《诸病源候论》，明代王肯堂的《证治准绳》称为“能近怯远”，傅仁宇的《审视瑶函》称高度近视为“近觑”，至清代黄庭镜的《目经大成》始称为近视。与先天遗传、发育因素、环境、青少年学生用眼卫生等因素有关，但确切的发病机制仍在研究中。

1. 调节性近视： 睫状肌过度收缩引起的调节痉挛，会使平行光线聚集于视网膜之前，造成与屈折性近视相同的情况，即所谓的“假性近视”。

2. 轴性近视：由于眼球前后径过长所致，而眼的屈光力正常，眼球变长主要在赤道部以后部分。

【诊治特色】

瞿氏中医眼科认为本病因青少年期过用目力，心阳衰弱，损及目中气血，致目中经络涩滞，筋脉失养，失却正常的舒张功能，而出现视近清楚、视远模糊；或因久视伤血，久思伤脾，肝血耗损，脾气虚弱，致气血两亏，目中神光难以发越于远；或因肝肾两虚，精血不足，目失涵养，久之眼轴变长，光华不能及远。治疗注重补益气血，调养肝肾，分为以下证型。

（一）心阳衰微证

症状：青少年远视力在短期内下降，紧张用眼则眼酸流泪，眉骨酸痛，休息后恢复。使用阿托品麻痹睫状肌后，近视状态有所改善。

辨证：此为过用目力，睡眠不足，心阳衰微，损及目中气血，致睛珠经络涩滞，筋脉失养，调节失常。

治则：益气养血、安神通络。

方药：增视冲剂（见瞿氏家藏经验方）加减。有肝热者加夏枯草、石决明、白菊花以清肝明目。

（二）气血不足证

症状：视物能近怯远，易疲劳，恍惚健忘，夜寐梦多，神疲乏力，头晕，眼底可见视盘出现近视弧形斑，视网膜呈豹纹状改变。舌淡苔白，脉细弱。

辨证：此为久视伤肝，久思伤脾，气血亏虚，神光不能发越于远。辨证以视物能近怯远，全身及脉舌表现均为气血不足之候。

治则：益气补血。

方药：四君子汤合四物五子汤加减。若眼胀涩者加青皮、枳壳以疏肝脾之气。

（三）肝肾两虚证

症状：视物极近，昏暗不明，眼前有黑花飘浮，眼底可见玻璃体混浊、液化，视网膜豹纹状改变及黄斑改变，或有头晕耳鸣，腰膝酸软，寐差多梦。舌淡，脉细弱或弦细。

辨证：此为肝肾两虚，精血不足，目失涵养，久之眼轴变长，而出现一系列高度近视性的眼底改变。

治则：滋补肝肾。

方药：驻景丸加减。若视网膜呈豹纹样改变者可选用太子参、五味子、麦冬以益气生脉；或用石斛夜光丸长期服用，以防高度近视性眼底改变加重。

外治方法：

1. 耳背静脉结扎法（见瞿氏家藏经验方），1 周 1 次，连扎 3 周。

2. 针灸治疗：对假性近视有效。

主穴：睛明、攒竹、球后、承泣。

配穴：①目痉挛急证，配四白、太阳、瞳子髎、风池、太冲、太溪。

②气血亏虚证，配关元、足三里、百会、神门。

③肝肾亏虚证，配太溪、太冲、肝俞、肾俞。

每眼取主穴 2 ～ 3 个，配穴 2 个，每日 1 次，10 日为 1 个疗程。疗程间休息 3 ～ 5 天。

3. 用 0.25% 托吡卡胺滴眼液，每晚 1 ～ 2 次，每次 2 滴，扩瞳，以解除睫状肌痉挛。复方山莨宕碱滴眼液或冰珍清目滴眼液，每日 4 ～ 6 次，以解除视疲劳。

4. 验光配镜：原则上选用使患者获得正常视力的最低度数的凹镜片。

5. 屈光性手术：目前采用准分子激光角膜切削术（PRK），和准分子激光角膜原位磨镶术（LASIK）。

【认识与体会】

假性近视的初起，往往是用眼过度，致睫状肌过度收缩，而引起的调节痉挛。中医认为久视能伤神损气致经络涩滞，由此，我们创制内服方增视冲剂，以益气安神、祛风通络。

耳背静脉结扎术，是根据《灵枢·五邪》“邪在肝……取耳间青脉，以去其掣”的理论，足少阳经循耳前后，足厥阴经主诸筋，而与少阳相表里，结扎耳间肝脉，可引起非炎症性反应，刺激少阳、厥阴经络，达到疏肝通络，退翳明目的目的。该法往往能立竿见影。

【病案举隅】

病例：李某，男，11岁，住乐清市柳市镇西岸村。2021年2月20日初诊。

其母代诉近两个月来视力逐降，看东西常眯目，检查：右眼视力0.6，左眼视力0.8，近视力：右眼1.2，左眼1.2。双眼前节部均正常，眼底亦正常。诊断为调节性近视。患者伴有久视眼皮乏力，眼眶酸痛，流泪，睡眠质量差等，舌淡苔薄脉细弱。

此为“久视伤血，久思伤脾”，肝血耗损，脾气虚弱，致气血两亏，心阳衰弱，目中经络涩滞，筋脉失养，失却正常的舒张功能。治宜益气养血，安神通络。方用增视冲剂：党参12克、白术10克、白茯神10克、甘草3克、陈皮6克、首乌藤12克、远志10克、石菖蒲10克、丝瓜络10克、橘络6克、荆芥3克，15剂。外治采用两耳背静脉结扎法，半个月1次，共3次。外滴托吡卡胺滴眼液加复方山莨宕碱滴眼液，交替滴眼，每日3～4次。

3月2日二诊，右眼视力1.0，左眼视力1.0，患儿诉服药后久视酸痛感消失，能深睡眠，精神能集中。继服原方15剂，两耳背静脉结扎法一次。

二十九、胞虚如球——眼睑非炎性水肿

【概说】

胞睑水肿而软，不红不痛，其形如球，而且珠别无他证，称胞虚如球。本病名首见于《证治准绳·杂病》，又称为脾虚如球、悬球。类似西医学之非炎性水肿。如眼睑血管性水肿、肾小球肾炎水肿及营养不良

性水肿等。

【诊治特色】

瞿氏中医眼科将本病的病因病机归纳为四点：一是中阳素虚、脾失健运，气化不利、水湿内停；二是肺脾气虚，脾不行湿，肺不能通调水道；三是脾肾阳虚，水不化气；四是心脾两虚，无力化湿，水湿上犯。辨证论治分为以下四个证型。

（一）痰饮内停证

症状：胞睑水肿而软，不红不痛，其形如球，而且珠别无他证，全身症见头晕目眩、胸胁支满或心悸短气而咳。舌苔白滑，脉沉滑或沉紧。

辨证：此为中阳素虚，脾失健运，气化不利，水湿内停。

治则：温阳化饮、健脾利湿。

方药：苓桂术甘汤，加泽泻以利水渗湿，加薏苡仁以健脾祛湿。

（二）脾肺气虚证

症状：胞肿虚软如球，皮色如常，喜按喜热熨，时发时止，全身症状见神疲乏力，咳嗽气短，食少便溏。舌淡苔白，脉弱。

治则：补气、健脾、渗湿。

方药：参苓白术散加减。

（三）脾肾阳虚证

症状：胞虚如球，皮色㿠白，或兼面肿，腰膝酸软，倦怠乏力，小便不利。

治则：温补肾阳。

方药：金匮肾气丸加减。

（四）心脾两虚证

症状：胞肿虚软如球，全身可见神气困顿，食少失眠，怔忡健忘等。

治则：健脾养心。

方药：归脾汤加减。

【认识与体会】

中医认为，本病多与脾虚有关，脾虚不能化湿；或肺虚气机不畅，不能通调水道；或肾阳虚不能温阳化气；或心阳虚不能助脾阳时，皆可使水湿加重。本证只是临床上一个症状，是全身性疾病在眼部的一种表现，所以应注重原发病的治疗，并针对病因进行治疗。这种非炎性眼睑水肿，临床较为常见，很多患者多难以查到病因。“无痰不作祟”，我们认为诸多原因不明性眼睑水肿都可能与痰饮有关。将其解释为“中阳不足之痰饮”。脾为中州，也称中阳，职司气化，为气机升降之枢纽。若脾阳不足，健运失职，则湿滞积痰为饮，而痰饮随气升降，无处不到。阻滞中焦，清阳不升，则见头晕目眩；停于胞睑则见胞睑水肿。故治之当以张仲景的“温阳化饮、健脾利水”法，我们常用的《金匮要略》之苓桂术甘汤，是治疗痰饮内停证的代表方。方中重用茯苓（30克）健脾利水、渗湿化饮；桂枝温阳化气、平冲降逆。苓、桂相合为温阳化气、利水平冲之常用组合。白术健脾燥湿，苓、术相须，为健脾祛湿的最佳组合。桂、术同用，也是温阳健脾的常用组合。炙甘草一可合桂枝辛温化阳，以襄助温补中阳之力，二可合白术益气健脾，崇土以利制水，三可调和诸药。四药合用，温阳健脾以助化饮，淡渗利湿以平冲逆。全方温而不燥，利而不峻，标本兼治。实为治疗中阳不足眼睑水肿之良方。临证若见水肿甚者，可加泽泻、薏苡仁增强健脾利水祛湿作用。

【病案举隅】

病例： 潘某，女，52岁，乐清市城关镇人。2021年3月5日初诊。

诉两眼睑水肿，不痛不痒，已2～3年。经乐清市、温州市几家医院对血常规、尿常规、肝肾功能、血脂全套等项检查，也查不出病因。

检查：右眼视力1.2，左眼视力1.0，两眼睑水肿（++），按之柔软，无硬结，无疼痛感，球结膜、角膜均正常，两眼球无突出。患者体态肥胖，晨起痰多，偶有头晕目眩，上肢与下肢均无水肿。舌淡苔白腻，脉沉滑。

证属中阳素虚，脾失健运，气化不利，痰饮内停。治宜温阳化饮、健脾利湿。方用苓桂术甘汤加味：白茯苓 12 克、桂枝 9 克、白术 12 克、甘草 6 克、薏苡仁 30 克、泽泻 15 克，15 剂。

3 月 21 日二诊，服药后小便增多，眼睑水肿稍见消退。继服原方 15 剂（减桂枝为 6 克）。

4 月 25 日三诊，眼睑尚有轻微水肿，患者要求再服 15 剂以收功。

三十、赤脉传睛——眦部结膜炎

【概说】

赤脉传睛，是指赤脉起于两眦，渐向白睛侵犯的眼病，又名赤脉侵睛。病名首见于《银海精微》。赤脉从大眦起者，称大眦赤脉传睛；从小眦起者，称小眦赤脉传睛；若从他处起者，虬蟠卷曲，则不属本病。古书多认为大眦赤脉传睛者心之实，小眦赤脉传睛者心之虚。其诊断取决于部位，尚不够全面，应结合发病部位、充血程度、舌脉等，才能获得正确的诊断。本病类似西医学之眦部结膜炎。

【诊治特色】

瞿氏中医眼科认为本病多因近火烟熏，久处风沙，或饮食不节，恣嗜五辛，以致三焦壅热，心火亢盛，气血凝滞而成；亦可由焦思竭虑，或操劳熬夜，心阴暗耗，虚火上扰而成。辨证论治以心火旺盛，清心火为要。

（一）心经实火证

症状：两眦赤脉粗大深红，横贯白睛，痒涩刺痛，眵多干结，头痛烦热，口苦咽燥，或口舌生疮，大便燥结，小便黄赤。舌尖红，苔黄，脉数。

辨证：两眦属心，心主火，主血脉，此为心火上炎，壅于两眦。辨证以眦角血脉粗大深红，痒痛并作，燥热口干，舌尖红，小便黄赤为要点。

治则：清心泻火。

方药：泻心汤合导赤散加减。赤脉深红者加丹皮、赤芍以凉血化瘀，痒痛并作者加菊花、荆芥、苏薄荷以疏风散热。

（二）心经虚火证

症状：两眦赤脉淡红，细小稀疏，微痒不舒，心烦不寐。舌红少苔，脉细数。

辨证：此为心经虚火上炎。辨证以赤脉淡红稀疏，心烦不寐，舌红少苔，脉细数等心经虚火之象为要点。

治则：清心凉血，清虚热。

方药：生犀散加减。

外治方法：

1. 红赤严重者，用左氧氟沙星滴眼液或氧氟沙星滴眼液滴眼，每日4～6次。

2. 伴涩痒不适者，用2%色甘酸钠滴眼液滴眼，每日4～6次，临睡时用四环素可的松眼药膏涂眼。

3. 充血明显者用盐酸萘甲唑啉滴眼液滴眼，每日4～6次，以收缩血管。

【认识与体会】

《银海精微》认为："赤脉传睛之症，起于大眦者，心之实也，此心邪之侵肝也。心属火主血，肝属木主筋，筋得血灌引，渐至黑睛……或劳心事太过，或夜观书史，或能饮酒，及好食五辛，煎炒热物。法宜泻火退热，老小不同治……服用清心利小肠经，降火为主。"又云："小眦赤脉传睛者，心之虚也……多因夜近灯火，劳伤心经，致使心虚气弱，血运不行，积在小眦之间。"

大眦赤脉传睛者，泻心汤合导赤散主之；小眦赤脉传睛者，生犀散主之。

以上二方，均出自宋代钱乙的《小儿药证直诀》，心实者，泻心汤主之，心热者，导赤散主之。另“目内证”条下“赤者，心热，导赤散主之。淡红者，心虚热，生犀散主之”。

泻心汤以泻心火为主，导赤散以泻小肠之火为主，二方合用，其泻心火利小肠之效更强，对大眦赤脉传睛病之粗大深红的赤脉有较强的清热退赤作用。生犀散是针对小眦赤脉传睛病而设立的，大多数眼科医家都认为本病属于心气虚，以补心气药治疗，但效果总是不佳。钱乙认为本病属于心虚热，以清心凉血和清虚热为主，辅以退赤疏散之药，治疗小眦赤脉传睛和白睛红赤淡红者，临床验证确有良效。

【病案举隅】

病例1大眦赤脉传睛：钱某，男，45岁，乐清市白石镇下阮村人。2020年5月3日初诊。

诉右眼角红、刺痛3天。1周前曾有大量饮酒和熬夜史。

检查：右眼内眦部球结膜充血（+++），血管粗大，横贯白睛，但未侵袭角巩缘部。患者伴口苦咽燥，舌尖刺痛，大便燥结，小便黄赤。舌尖红，苔黄，脉数。

辨证：此为心火亢盛，气血凝滞不行。治以清心泻火，处方：泻心汤加导赤散：大黄10克、黄连5克、黄芩10克、生地黄15克、竹叶10克、木通6克、生甘草5克、赤芍10克、丹皮10克，5剂，每日1剂，水煎服。

二诊时见深红之充血已消退，诸症消失。

病例2小眦赤脉传睛：刘某，男，50岁，北白象镇沙门村人。2021年1月15日初诊。

诉两眼外眼角淡红，异物感，怕光2个月。用过抗生素滴眼液、血管收缩剂及玻璃酸钠滴眼液均未见效。

检查：两眼外眦部充血（+），血管细小稀疏，患者伴心烦难寐。舌红少苔，脉细数。

此为心经虚火上炎。治以清心凉血，清虚热。给予生犀散：生犀角1克（水牛角30克代用）、地骨皮12克、赤芍药12克、柴胡10克、葛根20克、炙甘草5克，加生地黄15克、牡丹皮10克，15剂，每日

1剂，水煎服。

二诊，充血消退，眼部已无不适感。

三十一、翳如丝缕症——丝状角膜炎

【概说】

翳如丝缕症，是指黑睛表层出现丝状上皮脱落，并伴有肿胀、羞明、沙涩、流泪等证的黑睛疾病。《审视瑶函》在“风热不制之病”中曾描述：“风加头痛、风加鼻塞、风加肿胀、风加涕泪、风加脑颠沉重、风加眉骨酸疼……翳必随之而生。翳如云雾、翳如丝缕、翳如秤星。”因中医眼科学无此病名，故以《审视瑶函》的翳如丝缕症为其命名。本病类似西医学之丝状角膜炎。临床较为常见，且症状较重，治疗较困难，又容易复发。

【诊治特色】

瞿氏中医眼科认为本病可因风邪袭表，风热或风寒邪毒，侵犯黑睛表层致生丝状翳障；或因邪毒侵犯黑睛中层，病在半表半里，致黑睛中层出现灰白色混浊；或是患者素体阴虚，致病情反复发作。辨证论治根据外感内伤、新感久病不同，分为不同证型。

（一）风邪袭表证

症状：黑睛表层有点状、丝状物增生或游离，白睛红赤较甚，上下胞睑轻度肿胀，患眼怕光疼痛、流泪、异物感。舌淡红苔薄白或微黄，脉浮数。

辨证：此为风邪袭表，损伤黑睛表层。辨证以黑睛表层丝状物增生并游离，伴有头痛鼻塞、肿胀涕泪、脑颠沉重、眉骨酸痛等为要点。

治则：疏风清热解表。

方药：羌活胜风汤加减。伴肝火上炎者加决明子、青葙子、密蒙花以清肝退翳。

（二）邪犯少阳证

症状：患眼抱轮红赤，灼热畏光，疼痛流泪，沙涩难开，黑睛表层有丝状物游离，伴有中层混浊，常见口苦、咽干、目眩。舌红苔黄，脉弦数。

辨证：此为邪入少阳，病在半表半里。辨证以黑睛中层混浊，表层有丝状物游离，伴口苦、咽干、目眩为要点。

治则：和解少阳。

方药：小柴胡汤加减方（见瞿氏家藏经验方）。柴胡的初始剂量为20克，半个月后逐渐减为10克，久服后出现阴虚者加麦冬、知母、玄参以滋阴润燥。

（三）肝肾阴虚证

症状：白睛微红，干涩疼痛，但刺激征状较轻。黑睛表层有丝状混浊物，且反复发作，全身见头晕耳鸣，腰膝酸软。舌红或有裂痕，苔黄，脉细数。

辨证：此为阴虚火炎，热灼津液，阴津耗损，目失濡养。辨证以黑睛表面有丝状物游离，伴全身肝阴虚症状为要点。

治则：滋养肝肾。

方药：一贯煎加减。若黑睛翳障多者加密蒙花、木贼草、石斛以平肝退翳。

外治方法：

1. 在表面麻醉下，用棉签拭去黑睛丝状物，涂抗生素眼药膏，包扎患眼。抗生素，如泰利必妥、托百士滴眼液，左氧氟沙星凝胶。

2. 促角膜上皮生长：滴上皮生长因子滴眼液。

3. 增强角膜营养：滴贝复舒凝胶、小牛血清去蛋白眼用凝胶。

4. 适当补充维生素：如维生素 AD、维生素 C、维生素 B_2 等。

5. 应用高渗剂滴眼液，如 5% 氯化钠滴眼液滴眼，每日 3 ～ 4 次，对于顽固性丝状角膜炎非常有效。

【认识与体会】

有学者认为，丝状角膜炎的病因有三：角膜上皮细胞异常增殖；角膜前弹力层与基质层的结合异常；类黏液形成过多。本病多见于干眼和病毒感染，也可见于神经营养性角膜炎、瘢痕性角膜炎。此外，角膜擦伤、戴角膜接触镜、内眼手术等，也可引起本病。

角膜上皮细胞的异常增殖，导致丝状物的增生、游离和脱落，是属于黑睛表层的病变。随着眨目动作，刺激了三叉神经末梢，而出现异物感、怕光、流泪，甚则出现头痛鼻塞、肿胀涕泪、脑颠沉重，其证候表现符合《原机启微》的"风热不制之病"。以羌活胜风汤治之疏散风邪，非常有效。

角膜前弹力层与基质层的结合异常：角膜前弹力层与基质层，其部位在黑睛的中层，半表半里之间，病属少阳经，治宜和解少阳，小柴胡汤主之。小柴胡汤具有疏肝解郁、和解少阳之功效，久服后能改善眼内房水循环，促使角膜内皮泵功能恢复，改善角膜营养的供应和吸收，进一步促进角膜内皮代偿机制复原，内皮细胞恢复活性，从而促使角膜前弹力层和基质层的修复。小柴胡汤需服2～3个月，方能控制其复发。

对于病情持久，症状表现不严重，但反复发作的丝状角膜炎，全身伴有肝肾阴虚症状者，可用一贯煎治疗，在该方的基础上加决明子、青葙子、密蒙花、蝉蜕以清肝退翳明目。

【病案举隅】

病例1：唐某，女，38岁，北白象镇樟湾村人。2019年6月9日初诊。

诉左眼异物感，流泪怕光1周。患者原有近视 -3.00度，长期佩戴隐形眼镜，1周前突觉眼睛流泪、异物感。

检查：左眼球结膜充血（++），角膜11～1点钟处上皮有4颗丝状物增生并游离，伴有头痛鼻塞、肿胀涕泪、脑颠沉重、眉骨酸痛等。

此为风邪袭表，损伤黑睛表层。治以疏风清热解表。方药用羌活胜风汤加减：羌活3克、独活3克、柴胡6克、前胡6克、桔梗3克、枳壳3克、荆芥3克、防风3克、白芷3克、川芎3克、薄荷6克、黄芩

12克、白术10克、甘草3克，7剂。外治：爱尔凯因滴眼液表面麻醉下，用棉签拭去黑睛丝状物，涂抗生素眼药膏，包扎患眼。托百士滴眼液、上皮生长因子滴眼液、左氧氟沙星凝胶等滴眼。

6月17日二诊，左眼角膜上皮缺损已愈合，充血（+），疼痛流泪症状消失。患者舌红少苔，属肝阴虚，改方一贯煎：北沙参12克、麦冬10克、当归身10克、生地黄15克、枸杞子10克、川楝子6克、密蒙花15克、青葙子15克、决明子15克，7剂。

病例2：刘某，男，37岁，北白象镇白塔王社区人。2020年7月20日初诊。

诉两眼明显异物感，热泪如汤3天。患者从事车床工作，长期在高温强光下工作。5年前两眼发病，经温州某大医院诊断为丝状角膜炎，用过抗生素、上皮生长因子、贝复舒凝胶、小牛血清去蛋白眼用凝胶等，症状好转，但会复发，每年3～4次。

检查：右眼睫状充血（++），角膜上方10～12点钟上皮有4颗卷曲的丝状物，一端附着于黑睛表面，另一端随着黑睛转动而游离，可推动。长度从0.5毫米到数毫米不等。染色（+）。丝状物附着处黑睛的中层出现灰白色点状混浊。患者伴有头痛鼻塞、肿胀涕泪、脑颠沉重。舌淡红、苔薄黄，脉浮。

证属风邪袭表，治以清热疏风，方用羌活胜风汤：羌活5克、独活5克、柴胡6克、前胡6克、桔梗5克、枳壳3克、荆芥5克、防风5克、白芷5克、川芎5克、薄荷6克、黄芩10克、白术10克、甘草3克，7剂。外治：爱尔凯因滴眼液表面麻醉下，用棉签拭去黑睛丝状物，涂抗生素眼药膏，包扎患眼。托百士滴眼液、上皮生长因子滴眼液、左氧氟沙星凝胶等滴眼。

7月28日二诊，患者头痛鼻塞、肿胀涕泪、脑颠沉重等症状消失，充血（+）角膜上皮有1～2颗丝状物游离，继用原方7剂。

8月6日三诊，两眼角膜上皮缺损全部愈合，中层遗留点状混浊，患者口苦咽干目眩，病在黑睛的中层，半表半里之间，病属少阳经，治宜疏肝解郁、和解少阳，小柴胡汤加味：柴胡20克、黄芩10克、党参12克、甘草6克、半夏10克、生姜9克、大枣4枚、青葙子15克、密蒙花15克、决明子15克、蝉蜕5克，15剂。

8月26日四诊，角膜上皮平复，染色（–），角膜基质尚有点状混浊。在原方基础上改柴胡为10克、生姜6克、大枣3枚，嘱其坚持服用2个月，以防止复发。

第四章　瞿氏家藏经验方

第一节　内服方剂

一、十味排毒散

【歌诀】十味排毒紫地丁，银翘野菊蒲公英，全蝎花粉天葵子，大黄甘草热毒清。

【组成】天葵子 10 克　紫花地丁 30 克　连翘 10 克　金银花 30 克　蒲公英 30 克　野菊花 15 克　全蝎 3 克（研粉，另吞服）天花粉 15 克　生大黄 15 克　生甘草 6 克。

【用法】根据病情轻重，酌情增减药量，水煎温服。

【功效】清热、解毒、散结。

【主治】眼科针眼、眼丹、胞肿如桃、漏睛疮、凝脂翳等急性化脓性眼病之热毒侵袭证。

【按语】本方中的全蝎、连翘、天花粉、生大黄、生甘草五味药，原名为排毒散结汤，常用于多发性颜面部疖、多发性麦粒肿、蜂窝组织炎等，方中全蝎具有以毒解毒、散结、平肝息风解痉三大功能，配连翘清热解毒散结，天花粉清热散结排脓，生大黄清热泻火排毒下行，使毒有所去，甘草解百毒而调和诸药。在这五味药的基础上，加金银花、野菊花、蒲公英、紫花地丁、天葵子之五味消毒饮，其清热解毒的力量更大。对金黄色葡萄球菌和肺炎球菌感染的角膜溃疡，有较强的杀菌作用。

二、加味芎皮散

【歌诀】加味芎皮治土疳，余邪未清热毒蕴，银翘贝粉蒲菊草，气血调和疖自消。

【组成】川芎 10 克　青皮 10 克　天花粉 15 克　浙贝母 10 克　金银花 15 克　连翘 15 克　白菊花 10 克　生甘草 3 克　蒲公英 30 克。

【用法】水煎服，每日 1 剂，连服 7 日。

【功效】调理气血，解毒散结。

【主治】针眼之余邪未清证，即多发性麦粒肿。

【按语】麦粒肿易反复发作，临床上很多病例一侧眼麦粒肿刚好转，另一侧眼很快又发作，如此数次，或更长时间，连续反复发作，难以治愈。如何防止麦粒肿的复发？我们根据中医对麦粒肿复发问题的认识，认为有两种因素：一是余邪未清，二是气血失调，实质上二者之间是互相联系的，余邪未清，客于胞睑，导致局部血流不畅，经络壅滞，病则复生，气血失调，则会导致余邪积留，热结不散，又易复发。因此，在治疗中应两者兼顾，既要调理气血，又要清解余邪，才能根治麦粒肿的复发。上方在调理气血的基础上，加重了清热解毒散结的力度，如连翘、蒲公英、天花粉、浙贝母均具有较强的散结作用。

三、消渴目病一号方

【歌诀】消渴一号用石膏，知母粳米与参草，玄参地冬增阴液，犀角丹芍白茅根。

【组成】生石膏 30 ～ 60 克　知母 20 克　党参 15 克　甘草 6 克　粳米 15 克　玄参 15 克　生地黄 20 克　麦冬 10 克　水牛角 30 克　牡丹皮 12 克　赤芍 12 克　白茅根 15 克。

【用法】水浸半小时，煎开后再慢火煎 10 ～ 15 分钟，分 2 次温服。

【功效】清阳明内热，滋阴润燥，凉血化瘀。

【主治】消渴目病之阴虚燥热证（上消）。

【按语】本方由白虎加人参汤、增液汤、犀角地黄汤三方合成，用于治疗消渴目病之肺燥上消者。白虎汤为清泻肺胃之热的主要方剂，增液汤是滋阴生液的代表方，犀角地黄汤是凉血化瘀的代表方。方中石膏辛甘大寒，入足阳明胃、手太阴肺二经，为泄大热、除烦渴的主药，知母味苦气寒，上清肺热、中清胃火，质润以滋其燥，是为辅药，甘草、粳米益胃养阴，党参补中益气，玄参、麦冬、生地黄滋阴增液润燥，水牛角、生地黄、牡丹皮、赤芍、白茅根清热凉血化瘀。诸药合用，共奏清热润燥、滋阴生津、凉血化瘀之效，对消渴目病之阴虚燥热证颇为适合。

四、消渴目病二号方

【歌诀】消渴二号用石膏，二地知麦膝茜芍，栀子枯草花蕊石，荠菜玉米须茅根。

【组成】石膏 30 克　知母 15 克　麦冬 15 克　熟地黄 15 克　牛膝 15 克　夏枯草 15 克　栀子 15 克　荠菜 15 克　玉米须 30 克　生地黄 15 克　红茜草 12 克　赤芍 12 克　白茅根 15 克　花蕊石 10 克。

【用法】先浸半小时，水煎，分 2 次温服。

【功效】养阴清热，凉血化瘀。

【主治】消渴目病之阴虚燥热、血热血瘀证（中消）。

【按语】本方以玉女煎为基本方，旨在清胃滋肾。若上消甚者，加重石膏、麦冬用量；中消甚者，加重石膏、知母用量；下消甚者，加重熟地黄、牛膝用量；治疗上以玉女煎基本方清胃滋肾养阴治其本虚。“肝开窍于目”，目病则易引动肝火上升，用夏枯草、栀子清肝泻火，玉米须、荠菜清热利水消肿，并有明显的降糖作用，有利于视网膜渗出、水肿的吸收；生地黄、赤芍、茜草、白茅根、花蕊石凉血止血化瘀，有利于视网膜微血管瘤和点状出血的吸收。本方用于糖尿病性视网膜病变之阴虚燥热证中后期，视网膜出现微血管瘤、视网膜小出血点、硬性渗出，甚至棉绒斑，提示视网膜微循环障碍逐渐加重，该期中医认为多属阴亏阳亢，津涸热淫，燥热化火，灼伤目络，终至血溢而发，故而凉血化瘀、利水消肿治其标实。合而用之，对糖尿病性视网膜病变的单纯期有滋阴凉血的作用。

五、宁血汤

【歌诀】宁血汤中芩连黄，槐花侧柏小蓟茅，酸枣茯神柏子仁，泻火凉血宁神方。

【组成】黄连 5 克　黄芩 15 克　大黄 6 克　槐花 15 克　侧柏叶 15 克　小蓟 30 克　白茅根 30 克　白茯神 12 克　酸枣仁 10 克　柏子仁 10 克。

【用法】水煎服。

【功效】泻火宁神，凉血止血。

【主治】眼底反复性出血。

【按语】视网膜静脉周围炎、增殖性视网膜病变、糖尿病性视网膜病变均能引起眼底反复性出血，其出血原因是多方面的，临床上颇为棘手，中医认为出血同心肝脾有关，“心主血脉”“肝主疏泄”“脾主统血”，根据“异病同治”“急则治标”的原则，止血先宜治心入手，心火亢盛，心神不宁是引起反复出血的主要原因，治疗上以泻心火、凉心血、宁心神为主，本方以黄连、黄芩、大黄泻心火，使血不妄行；白茅根、小蓟、侧柏叶、槐花，凉心血；酸枣仁、柏子仁、白茯神，宁心神。临证加减，脾气亏虚不能统摄血液者加黄芪、白术，肝失疏泄、肝气郁结者加柴胡、香附。本方对眼底反复性出血有良好的疗效。我院曾治疗一例视网膜静脉周围炎患者，病期 6 年，反复出血 11 次，1998 年来院诊治，视力眼前手动 /50cm，服泻心汤加槐花、侧柏叶、白茅根、小蓟 10 剂，隐约可见眼底，继服 20 剂，视力增至 0.6，以后服上方减大黄至 3 克，20 剂，视力停留在 0.6 不上升，患者诉有失眠多梦健忘，加白茯神、酸枣仁、柏子仁、远志共服 40 剂，视力增至 0.8，随访 4 年，未见出血。由此可见，养心宁神法也是防止出血、提高视力的重要治疗环节。

六、化瘀汤

【歌诀】化瘀汤中柴夏芩，参草栀子与茵陈，泽兰益母花蕊石，昆牡贝莪紫丹参。

【组成】柴胡 12 克　黄芩 12 克　半夏 10 克　人参（党参 15 克代替）甘草 5 克　茵陈 15 克　栀子 12 克　益母草 15 克　泽兰 12 克　紫丹参 15 克　莪术 5 克　昆布 15 克　牡蛎 15 克　浙贝母 10 克　花蕊石 12 克。

【用法】水浸半小时，煮开后再煎 10 分钟，取药汁分 2 次服。

【功效】疏肝利胆，通利三焦，活血利水，化瘀散结。

【主治】玻璃体混浊或积血。

【按语】玻璃体中医眼科称为神膏，主胆，房水称神水，主三焦。玻璃体积血的溶解和吸收是依赖少阳经的调畅气机、通调水道和肝胆的疏泄功能。

治疗须从整体观念考虑，应以疏肝利胆、通利三焦治其本，活血利水、化瘀散结治其标。

化瘀汤以小柴胡汤疏肝利胆，栀子、茵陈通利三焦，调理脉络膜血供和房水循环，以益母草、泽兰的活血利水，紫丹参、莪术化瘀散结，浙贝母、半夏的化痰散结，昆布、牡蛎的软坚散结来溶解玻璃体内炎性渗出和血凝块，达到溶解吸收和排出的目的，临床病例验证了这一点。因此认为，治疗玻璃体积血要注重整体观念和眼局部辨证的有机结合，才能取得显著的疗效。

七、白睛溢血方

【歌诀】白睛溢血清肺肝，黄芩桑皮生石决，代赭牛膝夏枯草，地芍丹皮白茅根。

【组成】桑白皮 15 克　黄芩 12 克　石决明 20 克（先煎）代赭石 20 克（先煎）牛膝 20 克　夏枯草 15 克　生地黄 15 克　赤芍 10 克　牡丹皮 10 克　白茅根 15 克。

【用法】水浸半小时，石决明、代赭石先煎，10～15分钟后再纳入其他中药，水煎分2次服。

【功效】抑肺清肝，凉血化瘀。

【主治】白睛溢血。

【按语】结膜下出血，临床常见，有外伤所致的结膜下血管破裂性出血；有内热引起的便秘用力排便、剧烈咳嗽、强烈搐鼻打喷嚏、干重活用力过度等导致出血；有高血糖、高血压、高血脂、动脉硬化等血管壁渗透性增加及血管壁损害而出现的结膜下出血。中医分热客肺经和阴虚火旺两种，以客热肺经证为多见，治则以清肺散血为主，常用的方剂为《审视瑶函》的退赤散，但临床效果不明显。

白睛溢血方是治疗结膜下溢血的通用方，无论哪一证型的白睛溢血，皆可用之。该方以清肺平肝治其本，凉血止血、通降活血治其标，特别是以代赭石、牛膝的引气血下行，使瘀血能迅速消退，对各种原因引起的结膜下出血，均有很好的疗效。临床验证比退赤散效果要好。

本方与退赤散的区别在于：退赤散用桑白皮、黄芩、天花粉、麦冬、桔梗、瓜蒌仁，偏重于清肺滋阴；牡丹皮、赤芍、当归尾偏重于化瘀。白睛溢血方在桑白皮、黄芩清肺火的同时，注重以夏枯草、石决明清肝泻火，镇肝潜阳；眼部血证以生地黄、牡丹皮、赤芍、白茅根凉血止血化瘀，偏重于凉血；眼部出血大都与肝火上逆有关，重用代赭石、牛膝，一者助夏枯草、石决明平肝潜阳，防止冲气上逆；二者能引血下行，有利于上部瘀血的消退。

八、新制决明丸

【歌诀】新制决明用二决，茯神远志丹地选，小蓟蒲黄茺茜草，神膏血证皆可消。

【组成】石决明15～30克　决明子15克　白茯神12克　远志10克　生地黄15～30克　牡丹皮12克　蒲黄15克　小蓟15克　红茜草12克　茺蔚子10克。

【用法】水煎温服，每日1剂。

【功效】平肝安神，凉血止血化瘀。

【主治】①玻璃体混浊；②眼底出血之轻症。

【按语】本方系治疗神膏出血的通用方。我们将其广泛应用于玻璃体混浊之虚火伤络证，即眼底出血初期，症见眼前黑花飞舞，视力缓降或正常，玻璃体内可见尘状、点状、絮状、团状混浊物；或视网膜出血性病灶；全身常见头晕耳鸣，心烦少寐，口燥咽干、舌红少苔、脉弦细数。此为肝阳化火或阴虚火旺，热入血分，灼伤脉络，眼底出血，瘀血渗入神膏内，致混浊生成，影响视力。

九、地黄合剂

【歌诀】地黄合剂冬玄参，白芍阿胶芩连军，百栀旱藕丹皮芍，清热凉血并滋阴。

【组成】生地黄 30 克　麦冬 15 克　玄参 12 克　白芍 15 克　阿胶 10 克（烊入）　黄芩 12 克　黄连 5 克　酒大黄 12 克　栀子 15 克　百部 10 克　赤芍 12 克　牡丹皮 12 克　旱莲草 15 克　干藕节 30 克。

【用法】水浸半小时后煎，分 2 次温服。

【功效】滋阴泻火，凉血止血。

【主治】①血溢神膏内障。②阴虚内热之眼底出血，如视网膜静脉周围炎之阴虚血瘀期；老年性湿性黄斑变性之突变期黄斑出血。

【按语】视网膜静脉周围炎，以视网膜周边部小静脉反复出血为主要特征。中医认为素体阴虚，虚火内灼为病之本，目中经络损伤，血溢脉外为病之标，初起者多以滋阴泻火治其本，凉血化瘀治其标。方中以生地黄、玄参、麦冬之增液汤养阴生津润燥，白芍、阿胶滋阴养血柔肝；黄连、黄芩、酒大黄之泻心汤泻火凉血止血，栀子通利三焦，百部善于杀虫、润肺止咳，治肺结核，对痰菌转阴及病灶的吸收均有一定的疗效。丹皮、赤芍、旱莲草、干藕节凉血止血化瘀。诸药合用，阴火潜降，出血即止，对视网膜静脉周围炎之阴虚血瘀期出血有显效。

十、眨目冲剂

【歌诀】眨目天麻石决明，桑菊蒺藜与钩藤，桑皮地骨鲜石斛，麦冬知母共滋阴。

【组成】钩藤 15 克　石决明 20 克　天麻 10 克　白蒺藜 15 克　白菊花 10 克　桑叶 12 克　石斛 15 克　麦冬 10 克　知母 10 克　桑白皮 12 克　地骨皮 12 克。

【用法】水浸半小时，煎开后再煎 7 ～ 10 分钟，分 2 次温服。

【功效】平肝息风，清肺润燥。

【主治】小儿眨目之肝热肺燥证。

【按语】眨目的主要病因为厥阴风木起，眨目冲剂有两组调肝中药，称为黄金搭档。第一组是桑叶、白菊花、白蒺藜的组合，桑叶，疏散风热、清肝明目，并能息内风而除头痛；白菊花，疏散风热、清热解毒，并能平肝阳而明目；白蒺藜，平肝疏肝、祛风明目，并有平降肝阳之功。三者合用，具有疏风清热、平肝明目之效。第二组是天麻、钩藤、石决明的组合，天麻平肝息风解痉；钩藤清热平肝、息风定惊；石决明平肝潜阳、清肝明目。三者合用，有镇肝、平肝、舒肝、息风之效。桑白皮、地骨皮，原为泻白散，久风变热，主治肺有伏火郁热之证。久热致燥，用石斛、麦冬、知母清肺滋阴润燥。

【附方】

1. 眨目 2 号方： 石决明 20 克、钩藤 15 克、天麻 10 克、僵蚕 10 克、全蝎 6 克、石斛 15 克、麦冬 10 克、知母 10 克，桑白皮、地骨皮各 9 克，水煎温服。功用：平肝息风、清肺润燥。主治：小儿眨目之肝热肺燥证中度。本方在眨目 1 号方的基础上，去白蒺藜、白菊花、桑叶，加全蝎、僵蚕，以增强平肝息风解痉的功效。

2. 眨目 3 号方： 钩藤 15 克、石决明 20 克、僵蚕 10 克、全蝎 6 克、天麻 10 克、白茯苓 12 克、薏苡仁 15 克、炙甘草 5 克、北沙参 12 克、生白芍 12 克、生地黄 15 克、龙齿 15 克、珍珠母 30 克，水煎温服。功用：平肝息风、健脾祛湿、滋阴安神。主治：小儿眨目之肝热肺燥证之重证。本方以钩藤、石决明、天麻、僵蚕、全蝎五味药物平肝息风解痉；白茯苓、薏苡仁、炙甘草健脾和中去湿；北沙参、生白芍、生地黄滋阴润燥、润肺滋肾；龙齿、珍珠母安神镇惊。共同调节肝心脾肺肾五脏的阴阳平衡。

十一、健脾疏风汤

【歌诀】健脾疏风太子参，芪术怀山甘草增，蒺藜桑菊冬瓜子，当归枸杞柏子仁。

【组成】太子参 15 克　黄芪 15 克　炒白术 10 克　怀山药 15 克　生甘草 5 克　白蒺藜 12 克　桑叶 10 克　菊花 10 克　当归 12 克　枸杞子 15 克　柏子仁 10 克　冬瓜子 12 克。小儿量酌减。

【用法】水煎，分早、中、晚温服。

【功效】健脾润肺，平肝息风。

【主治】小儿眨目之脾虚肝旺证。

【按语】眨目是一种保护性的不随意运动，是正常的生理现象。一般正常人平均眨目率为 15 ～ 20 次 / 分钟，如果眨目次数增多，每分钟次数超过 30 次，属于病理反应。本方是针对肝热脾虚型而设，中医认为本证系小儿饮食不调，脾胃不运而引起。小儿生理特点为脾常不足，肝常有余。脾乃后天之本。若小儿食少、面黄消瘦，舌苔微黄带腻，多为脾虚生湿热，土虚木旺。脾虚导致肝热，肝主目、肝主风，肝热化风，常致目眨。

十二、银翘退翳散

【歌诀】银翘退翳用钩藤，芎归芍附栀蝉增，蒺藜僵蚕共为末，解毒退翳效如神。

【组成】制香附 10 克　当归 12 克　白芍 12 克　川芎 5 克　金银花 15 克　连翘 12 克　钩藤 20 克　僵蚕 10 克　白蒺藜 12 克　蝉蜕 6 克　炒栀子 15 克。

【用法】水浸半小时，煎开后再煎 7 ～ 10 分钟，分 2 次温服。

【功效】调理气血，息风解毒退翳。

【主治】①聚星障之正虚邪恋证。②小儿疳疾上目。

【按语】银翘退翳散的主要作用为解毒退翳和调气血。临床应用广泛，如病毒性角膜炎之活动期转向静止期，小儿角膜软化症，带状疱疹之恢复期出现的阵发性针刺样疼痛等，都有良好的效果。

应用于病毒性角膜炎，在亚急性期与静止期均可使用，其退翳机制初析：本方芎、归、芍、附调理气血，能提高机体免疫功能，钩藤、僵蚕平肝息风，有明显的解痉止痛作用，白蒺藜、蝉蜕既能疏风清热，又能清肝退翳，金银花、连翘清热解毒力强，对单疱病毒有抑制作用，栀子能清泻三焦郁火，即清解机体内留恋之邪热，合而用之，具有明显的促使角膜溃疡愈合和退翳的作用。

由于本方有调理气血的作用，服后能使全身气血和顺，继而增强机体免疫能力，再加以银翘的清热解毒，钩藤、僵蚕的解痉止痛，故对带状疱疹性睑皮炎恢复期所出现的三叉神经痛有止痛作用，这可能与抑制带状疱疹病毒有关。

应用于小儿疳疾上目症，不管病程在初期、中期或后期，或出现角膜溃疡、穿孔坏死、蟹睛、前房积脓等，都可服用，一般服药 1 周后黑睛症状好转，充血减轻，前房积脓吸收。2 ～ 3 周后角膜穿孔愈合，蟹睛吸收平复。该方的作用，主要在于调理患儿气血，使患者体质增强，并具有平肝息风、消疳退翳的作用，能促使角膜溃疡的愈合。

十三、疏肝散结汤

【歌诀】疏肝散结风轮翳，芎柴芍草枯青皮，蒲公贝母翘花粉，根治顽症数十剂。

【组成】川芎 10 克　青皮 10 克　柴胡 6 克　白芍 12 克　生甘草 5 克　蒲公英 20 克　浙贝母 10 克　连翘 12 克　天花粉 15 克　夏枯草 15 克。

【用法】水煎服。用于病情稳定期的聚星障，第 1 个月服 30 剂，第 2 个月服 15 剂，第 3 个月服 10 剂；以后每年至易发季节加服 5 ～ 10

剂，以预防复发。

【功效】疏肝解郁，解毒散结。

【主治】聚星障的抗复发治疗。

【加减】①川芎、青皮用量，初起各10克，1个月后减为各5克。②肝阴未虚者柴芍同量，如肝阴已虚，则白芍用量倍于柴胡。③寒痰郁结者易浙贝母为半夏。④脾虚者加白术、党参、黄芪。

【按语】单疱病毒性角膜炎，病情趋于稳定，充血轻，遗留黑睛宿翳，应考虑抗复发治疗。单疱病毒性角膜炎的复发机制，认为与机体全身和局部的细胞免疫功能低下，和单疱病毒在角膜内的潜伏感染有关。我们认识，疏肝解郁能提高机体细胞免疫能力，解毒散结能抑制角膜内激活的单疱病毒;《黄帝内经》指出“肝欲散，急食辛以散之，以辛补之，以酸泻之”，疏肝散结汤以柴胡、川芎、青皮之辛散以调理肝之气血，散郁滞以理肝之用;“肝之病，补用酸”，白芍酸收，平肝之急、敛肝之液、补肝之体；甘草为“肝病实脾”而设，五药配伍，有疏肝解郁的作用。

结症，《黄帝内经》认为系气血郁结所致的病理性产物，单疱病毒感染后所形成树枝状、地图状、盘状的角膜翳，和稳定期潜伏于角膜内的单疱病毒，类似中医学“结”的范畴，“坚者消之”“结者散之”，选用连翘、天花粉、夏枯草、蒲公英、浙贝母等平肝、清热、解毒、化痰的药物，达到解毒散结的目的。

清代黄耐庵在《秘传眼科纂要》指出:“夫翳自热生，疔由毒发，发必在乌轮，乌轮属肝，则以清肝、平肝、行肝气之药，如柴胡、芍药、青皮之类，皆退翳药也。”

十四、增视冲剂

【歌诀】增视冲剂用人参，术草陈皮伴茯神，丝橘二络与荆芥，石菖远志首乌藤。

【组成】人参（党参替15克） 白术10克 白茯神12克 甘草3克 陈皮6克 首乌藤15克 远志10克 石菖蒲10克 丝瓜络10克

橘络6克　荆芥5克。

【用法】以水浸泡半小时，水煎温服。

【功效】益气安神，祛风通络。

【主治】视疲劳、青少年假性近视。

【按语】古方定志丸，由人参、远志、白茯神、石菖蒲四味药物组成，益心强志，治疗能近怯远症。古人认为：忽目患能近视而不能远视者，阳不足，阴有余，病于火少者也。无火，是以光华不能发越于远，而拘敛近视耳。治在胆肾，胆肾足则神膏厚，神膏厚则经络润泽，经络润泽则神气和畅，而阳光盛矣。夫气之所用谓之火，忿怒暴悖者，必伤神损气，神气弱发用衰，发用衰则经络涩滞。假性近视的初起，往往是用眼过度，致睫状肌过度收缩而引起的调节痉挛。与中医的伤神损气、经络涩滞相似。在定志丸的基础上，加白术、甘草配党参、白茯神合成四君子汤，加陈皮疏通气机，增强了补气理气益损的效果；而白茯神、远志加首乌藤，起到了安神定志的作用；用丝瓜络、橘络化痰通络，荆芥祛风，石菖蒲开通九窍，共奏疏通经络涩滞之功效。该方治疗视疲劳同样有效。

十五、加味复明丸

【歌诀】加味复明用菟丝，肉蓉巴戟补骨脂，熟地黄枸杞参归膝，蔓丝茯神石菖蒲。

【组成】肉苁蓉12克　巴戟天12克　补骨脂12克　菟丝子15克　熟地黄15克　枸杞子15克　牛膝15克　党参15克　当归身12克　白茯神15克　石菖蒲10克　丝瓜络10克　蔓荆子15克　青盐6克。

【用法】水煎温服。

【功效】滋补肾精。

【主治】肾精不足和肾气虚所致的青盲内障。

【按语】王清任说“两目系如线长于脑，所见之物归脑”。视神经为目系，入于脑，脑为髓之海，属肾中精气所化生。故视神经的充盈和发育与肾之精气的盛衰有直接关联。根据视神经萎缩时视盘的病理改变分析：①视神经盘的色泽呈苍白色，失去了健康时的红润。中医辨证为营血不足，不能上达于目。②视网膜血管相应变细，中医辨证为血虚不能涵目。因“目得血而能视”，血的供应量既少，故血管变为细小。③视神经萎缩病期多较长，视盘改变已呈器质性损害，中医辨证为“精气夺则虚”，属于虚证。

上方是以《审视瑶函·青盲症》的复明丸（菟丝子洗酒煮炒、补骨脂、巴戟天、枸杞子、川牛膝酒洗、炒肉苁蓉竹刀切片酒浸焙干各一两，青盐二钱。治肝肾两虚。或因他病而弱，青盲初起者，服之如神）为基本方。方中加熟地黄、当归身配枸杞子、牛膝，增强补肾阴和补血的功效；加党参、白茯神以益气安神，加石菖蒲、丝瓜络以开窍通络，加蔓荆子提升肾气。本方宜与小柴胡合五苓散联合使用，用加味复明丸滋补肾精，使肾之精气蒸腾气化，用小柴胡汤打开少阳通道，五苓散增强肾和膀胱经的气化作用，将营养物质输送到眼部，以营养视神经。本方两补肾之阴阳，临床应用时根据患者体质，如偏于阳虚或偏于阴虚，或阴阳俱虚者，应调整补肾阳药和补肾阴药的用药剂量。偏肾阳虚者加重菟丝子的剂量（20～30克），菟丝子平补阴阳，补肾阳、益肾精，养肝明目。偏肾阴虚者加重熟地黄的剂量（20～30克），熟地黄补血养阴、填精益髓，为补肾阴之要药。

十六、小柴胡汤加减方

【组成】柴胡15克　黄芩12克　半夏10克　党参15克　炙甘草5克　夏枯草12克　栀子12克　连翘10克　浙贝母10克　益母草12克　泽兰12克　车前子12克。

【用法】水煎温服。

【功效】疏肝利胆，和解少阳，疏通少阳通道，化瘀消结。

【主治】青光眼、青睫综合征。

【按语】本方以小柴胡汤清肝利胆，和解少阳、疏通少阳通道；栀子、夏枯草清肝泻火、抑制睫状体炎症渗出；连翘清热解毒散结，浙贝母、半夏化痰散结，有利于堵塞物的消融和吸收；益母草、泽兰、车前子活血利水，促进房水代谢，有利于角膜后沉着物的吸收和前房角堵塞物的排出。

【附方】

1. 小柴胡汤加五味消毒饮：柴胡24克、黄芩12克、半夏10克、党参15克、炙甘草5克、生姜9克、大枣3枚、金银花12克、连翘10克、蒲公英30克、紫花地丁30克、野菊花12克。功用：和解少阳、清热解毒消结。主治：聚星障之病在黑睛中层、表里之间。本方以小柴胡汤和解少阳，祛邪毒于半表半里；加金银花、紫花地丁、紫背天葵（连翘代之）、蒲公英、野菊花五味药物清解邪毒，加强清热解毒的效果。

2. 小柴胡汤加五苓散：柴胡15克、黄芩12克、半夏10克、党参15克、炙甘草5克、生姜9克、大枣3枚、茯苓15克、猪苓15克、泽泻12克、白术12克、桂枝6克。功用：和解少阳、通利三焦、增强肾与膀胱之气化功能。主治：分泌不足型干眼症。其病因多认为手少阳三焦、足少阳胆经经络受阻，肾的气化功能障碍，肾之精气不能上荣于目，影响了泪液的生成与分泌。小柴胡汤疏理肝胆，通利三焦，打开少阳通道；五苓散增强膀胱的气化功能，使肾之精气上升，生成和滋养津液，防止眼睛干燥。一般五苓散中泽泻、茯苓、猪苓、白术、桂枝的用药比例为5∶3∶3∶3∶2为好。

3. 小柴胡汤加花蕊石散：柴胡15克、黄芩12克、半夏10克、党参15克、炙甘草5克、生姜9克、大枣3枚、花蕊石10克、三七3克、醋大黄6克、牛膝15克。功用：疏肝利胆、疏通少阳通道，化血消瘀。主治：神膏积血。小柴胡汤为疏肝利胆、和解少阳之剂，能疏通少阳经络，增强玻璃体的代谢功能，促使房水的生成与排出。花蕊石合三七，能将玻璃体内凝结的瘀血消融，化血为水，从小便而出；醋制大黄配牛膝，引瘀血下行，自大便而出，二者结合，能促使玻璃体积血的消融吸收。

4. 小柴胡汤加龙骨牡蛎：柴胡15克、黄芩12克、半夏10克、党参15克、炙甘草5克、生姜9克、大枣3枚、龙骨30克、牡蛎30克。

功用：清敛相火、治冲降逆。主治：眼科血证之宁血期。小柴胡是以治冲之法，以导冲逆。龙骨、牡蛎乃阳物而能蛰藏，取其同气以潜伏阳气，此尤治冲脉更进一层之法，合小柴胡，大有清敛相火之功。《神农本草经》谓：龙骨能消癥瘕，其能通血脉，助经络之流通；后世本草谓牡蛎能开关节老痰，其能利肢体之运动。故可知龙骨能止血化瘀，牡蛎能祛痰散结，二药合用祛瘀化痰，可用于痰瘀互结之眼底出血。

十七、通脉融栓汤

【组成】白芍 20 克　赤芍 20 克　炙甘草 15 克　炮附子 10 克　黄芩 10 克　葛根 50 克　白茅根 15 克　侧柏叶 15 克　槐花 15 克　小蓟 12 克。

【用法】水煎温服。

【功效】通脉溶栓。

【主治】视网膜静脉阻塞、脉络膜新生血管等静脉阻塞类眼病。

【按语】白芍酸能柔肝，大剂量白芍能滋阴收敛，软化血管。赤芍凉血活血散瘀，大剂量赤芍能化瘀溶栓。大剂量炙甘草强心阳，能增强心脏的动力。附子扶阳温阳，能在血管内产生热能，促使血流加快，协同赤芍，有利于溶解血栓。葛根要重用，最多剂量为 30 ～ 60 克（中风面瘫时要加重至 60 克）。《伤寒论》第 17 条“太阳病，项背强几几，反汗出恶风者，桂枝加葛根汤主之”，这段经文重点讲加葛根，葛根的药性是往上升，葛根能提升津液到颈项部及以上。并且葛根有较强的活血化瘀作用。上方中附子性大热，恐久服会导致郁热，故加黄芩以制约附子。另外槐花、侧柏叶、白茅根、小蓟四味配伍主方，能起到凉血止血化瘀的之效。本方须服 2 ～ 3 个月。观察眼底出血全部吸收后方可停药。如出现黄斑水肿，视力不能提高者，加益母草、泽兰活血化瘀利水。

十八、通脉化瘀汤

【组成】白芍 20 克　赤芍 20 克　炙甘草 15 克　炮附子 10 克　黄芩

10克　葛根50克　蒲黄12克　茜草12克　小蓟15克　茺蔚子12克。

【用法】水煎温服。

【功效】通脉化瘀。

【主治】视网膜下（脉络膜）新生血管膜。

【按语】本方治疗视网膜下（脉络膜）新生血管膜，多见于老年性黄斑湿性变性病。脉络膜内层的玻璃膜可因变性、老化、外伤等因素而发生破裂，如果此破裂部位位于眼底后极部或黄斑区附近，脉络膜毛细血管则由此裂隙向内生长而形成视网膜下新生血管膜，从而引起渗出、出血、机化，最终形成瘢痕，致使中央视力严重损害。瞿氏中医眼科用芍药甘草附子汤为基础方，加凉血止血化瘀药，制订通脉化瘀汤，对视网膜下新生血管膜同样具有通脉化瘀的作用。由于脉络膜、视网膜新生血管和视网膜下血管膜的新生血管内皮结构不良，极易渗漏血浆，易致反复性出血，故加入蒲黄、茜草、小蓟、茺蔚子4味凉血止血化瘀的药物。若出现黄斑水肿，可加益母草、泽兰。本病须连续服药3～6个月，半个月1次，观察黄斑区新生血管的吸收情况，3个月做1次眼底OCT检查。

十九、通脉解痉汤

【组成】白芍20克　赤芍20克　炙甘草15克　炮附子6～10克　黄芩10克　葛根50克　丝瓜络12克　橘络6克　络石藤15克　海风藤15克。

【用法】水煎温服。

【功效】通脉化瘀，解痉通络。

【主治】顽固性眼肌痉挛。

【按语】芍药甘草附子汤滋阴温阳、通脉化瘀。加橘络、丝瓜络、海风藤、络石藤，则有利于祛风解痉、化痰通络。有学者认为，眼睑痉挛是面神经受损，血管阻塞，局部血管缺血缺氧，而导致眼睑痉挛。上方恰能化血栓，打通阻塞之血管，恢复正常血供，使受损的神经得以恢复。

二十、通滞活络汤

【歌诀】通滞活络当归芎，芍药橘络藤海风，桑枝桂枝羌防入，丝瓜络石效亦宏。

【组成】全当归 10 克　川芎 5 克　赤芍 12 克　橘络 3 克　丝瓜络 15 克　海风藤 10 克　络石藤 30 克　桑枝 15 克　桂枝 6 克　羌活 5 克　防风 5 克。

【用法】水煎服。

【功效】祛风活血，化痰通络。

【主治】眼肌麻痹。

【按语】后天性眼肌麻痹，其病因多为邪入经络，血行受阻所致，发病多与痰阻、气滞、血瘀相关，治疗原则以祛风活血、化痰通络为主，目的在于祛邪通络，使气血运行复常。

陆南山先生治疗眼肌麻痹症有两张名方，一是通滞汤，二是复方通滞汤。通滞汤由当归、橘络、丝瓜络、荆芥、防风、羌活 6 味药组成，主治各种病程较近之麻痹性斜视，药效明显。方中橘络通经络之滞气，能驱皮里膜外之结痰；丝瓜络通经络、活血解毒；当归行血，得荆芥防风之助，其力更劲；羌活理游风，味薄而上升，为却乱反正之主药。若眼肌麻痹病程较久，服用通滞汤难以奏效，则改用复方通滞汤，复方通滞汤由全当归、川芎、丝瓜络、络石藤、海风藤、羌活、独活、秦艽、防风、桑枝、橘络 11 味药物组成。我们在复方通滞汤的基础上，去独活、秦艽，加赤芍、桂枝，更名为通滞活络汤，重点加强通络的效果，桂枝和桑枝的配伍，主要是透达肢体、温经通脉，增强疏通经络的作用。临床观察桂枝用量至 6 克时疗效最佳。

第二节　外用方剂

一、正容膏

【组成】鲜毛茛 6 克　草乌 1.5 克　细辛 1.5 克　皂荚 1.5 克　蓖麻子 7 粒，去壳。

【用法】

1. 先将草乌、细辛、皂荚磨成细末，过筛。再加入鲜毛茛、蓖麻子捣成膏状，搓圆如汤丸大小。

2. 取穴：太阳、下关、颊车穴。第一次贴太阳穴，第二次贴下关穴，第三次贴颊车穴，每次间隔 7 ～ 10 天。

3. 用法：取风湿膏一张，中间开一圆孔直径约 2cm，贴在患侧穴位上，将正容膏轻搓成扁圆形，贴在圆孔内，另用一张未开孔的风湿膏覆盖在开孔的风湿膏上。贴药后局部即有灼热针刺感，或蚁行感，敷药时间计 12 ～ 15 小时，取下后在贴敷处即出现局部充血和皮下水疱样隆起，1 ～ 2 天后水疱逐渐增大，疱内有大量黄色组织液，用注射针头刺破，或任其自行吸收或溃破排出，用消毒纱布做保护性包扎，如局部有感染，可外敷抗生素软膏，1 周后自愈，愈后不留瘢痕。

【功效】疏风消肿，活血通络。

【主治】风牵㖞僻，即面神经麻痹。

【按语】《灵枢·经筋》篇指出："足之阳明、手之太阳，筋急则口目为僻，目眦急不能卒视。"本病为足阳明胃经、手太阳小肠经受邪，颊车、下关穴均为足阳明胃经循面穴位，太阳穴为经外奇穴，符合面神经主干分布区支：太阳穴—颞支、额支；下关穴—颧支、颊支；颊车穴—颊支、下颌支的神经分布区域。

正容膏穴位发疱疗法的机制，我们初步认为：在患侧面神经主干分支分布区域的穴位上，利用药物的发疱作用，人为制造炎症，借助这种炎症的发生过程，调动机体的抗病能力；并通过穴位的神经传导作用，改善面部的血液循环，扩张血管，解除痉挛，消除水肿，降低压力，从而促使面神经功能的修复。毛茛，民间称老虎脚迹草，生于田边，溪沟边及丘陵山地草丛中，花期为 4 ～ 6 月，果期为 6 ～ 8 月，清明至端午节期间较易采集，8 月后枯萎。10 月后又有新苗长出，至霜降时又枯竭。全草与水芹菜相似，主要区别在于毛茛梗叶上均有灰白色细长柔毛，而水芹菜则光滑无毛。毛茛性味辛温有毒，功用：外用穴位发疱，有活血、消肿、止痛，退黄疸等作用。主治疟疾、黄疸、偏头痛、胃痛、风湿性关节炎、鹤膝风、牙痛、红眼黑睛星翳等。药理：全草含有毛茛苷，有强烈挥发性刺激成分，主要含原白头翁素，有抗组胺作用。外用发疱必须用鲜草，干后疗效变差。

二、三黄贴

【组成】黄连、黄芩、大黄各等分。

【用法】用电动磨药机磨成细末，过 200 目筛，用水、甘油适量，拌匀，外敷眼胞，每日 1 次。

【功效】清热解毒消肿。

【主治】麦粒肿、眼睑丹毒、眼部脓肿、漏睛疮等急性感染。

三、秦柏洗眼方

【组成】秦皮 15 克　黄柏 15 克　薄荷 15 克　川椒 10 克。

【用法】水煎过滤，冷却后洗眼。

【功效】清热除湿，疏风止痒。

【主治】睑弦赤烂、风赤疮痍、椒粟疮、时复目痒等证之赤烂风痒。

四、起陷膏

【组成】生大黄 30 克（水浸半小时）　黑枣（去皮核）5 枚　荔枝肉 5 枚　冰糖 1 粒。

【用法】共捣烂如泥，搓成丸，临睡前贴眼睑上，用时搓成圆饼状，每日1次，15～30天为1个疗程。

【功效】补益气血，活血通络。

【主治】上睑下垂、外伤性上睑下垂、眼球低陷。

五、疱疹散

【组成】雄黄15克　蜈蚣2条　青黛12克　枯矾9克　乳香6克　冰片3克。

【用法】上药共研细粉备用。调配：取阿昔洛韦乳膏一支，挤入容器内，加入“疱疹散”适量。调匀即可。或用香油调匀，也可用凉开水调匀，用棉签蘸膏外涂患处，每日3～4次。

【主治】带状疱疹。

【按语】带状疱疹中医称“蛇串疮”，其症状有红肿热痛，属火，水疱簇生，属湿，基本病机为湿热邪毒滞留于经络皮肤。治疗取雄黄驱“蛇”为君；蜈蚣以毒攻毒、散结，青黛大寒以清热解毒，枯矾清热燥湿为臣；乳香活血止痛为佐；冰片寒凉清热止痛，并可助诸药渗透皮肤为使。阿昔洛韦乳膏为赋形剂。

六、雄蜈散

【组成】雄黄9克　蜈蚣3条（瓦上焙干）分别研细　冰片1克。

【主治】带状疱疹。

【用法】混合研极细末，以香油调涂患处，每日3次。涂后1次痛止，3次红肿热痛消退，1天后疱疹消失大半，2天而愈。

七、鸦胆子药液

【组成】鸦胆子10克，75%乙醇30mL。

【用法】鸦胆子捣烂，加75%乙醇浸泡一夜，第二天药液变黄，即可用棉签蘸取药液涂抹患处，每日2～3次。涂抹时不要涂抹到健康皮肤，切忌涂入眼内。开始几天，局部有发热发痒感觉，1周以后，局部结痂，脱落，不留瘢痕。

【主治】鸦胆子性寒味苦，入肝经与大肠经，外用有腐蚀性，可治扁平疣、鸡眼等疾病。但有毒性，孕妇儿童慎用。

八、水火烫伤奇方

【组成】地榆炭、大黄、黄柏、寒水石各等量，晒干后放电动磨药机中磨成极细粉末，过 200 目筛备用。

【功效】清热凉血，收敛生肌。

【用法】用 0.9% 氯化钠调成糊状，棉签蘸少许涂在眼睑皮肤烫伤处，均匀覆盖创面，切勿进入眼内，创面愈合后继续用药，直至创面皮肤恢复光泽，持续用药是创面无瘢痕愈合的关键。

九、毛茛起疱疗法

【用法】取新鲜毛茛捣烂，敷患侧手臂内关穴 12 小时，起疱后用 2mL 注射器抽液 0.5 ～ 1mL，做患眼结膜下注射，每日 1 次，连做 3 ～ 5 次。

【功效】退翳明目。

【主治】黑睛宿翳，对角膜云翳有效。

十、三棱针耳尖穴放血疗法

【方法】取消毒三棱针在患侧耳尖穴刺破前中后三点放血，每点间距 0.5cm，挤血 5 ～ 10 滴，消毒棉球按压止血。

【功效】通络泄热。

【主治】对所有的眼病几乎都有效。如多发性麦粒肿、急性结膜炎、角膜炎、口眼㖞斜等。

【按语】中医认为少阳主风、太阳主表。足少阳胆经绕耳入耳，足太阳膀胱经上循至头顶，再从头两侧循至耳上，故在耳尖上放血，通络泄热，既可治风，又可治表。

十一、光明草摩擦法

【方法】狗尾巴草（光明草），截取头端带毛刺的一段，约 15cm 备用。患眼滴表面麻醉剂（1% 丁卡因）3 次，翻转上睑板，暴露沙眼乳头，用光明草头部在乳头上来回摩擦，以出血和剔除沙眼结石为度。

【功效】泄热。

【主治】椒疮之乳头增生。

十二、耳背静脉结扎法

【方法】在患眼同侧耳背，可找到青紫色静脉，用 5–0 号手术缝线穿过静脉下方结扎，结扎 1 周后任其自然脱落。或直接用注射针头刺破耳背静脉放血。此法系民间治疗角膜病的验方，简便有效。

【功效】疏肝通络，退翳明目。

【主治】黑睛星翳，假性近视。

【按语】根据《灵枢·五邪》“邪在肝……取耳间青脉，以去其掣”的理论，足少阳经循耳前后，足厥阴经主诸筋，而与少阳相表里，结扎耳间肝脉，可引起非炎症性反应，刺激少阳、厥阴经络，达到疏肝通络，退翳明目的目的。

十三、瞿氏家藏点眼方

1. 通用眼药 炉甘石水飞一钱 煅月石三分 风化硝一分五厘 大梅冰一分。上药共研极细末，放舌上试过无渣，用玻璃棒蘸一米粒大许，点眼大眦角处，日 3 次。功效：清热退赤。主治：不拘新眼老眼，均可用之。

2. 光明丹 炉甘石水飞一钱，朱砂水飞二分，麝香五厘，大梅冰一分，煅硼砂三分。上药共研极细末，放舌上试过无渣，用玻璃棒蘸一米粒大许，点眼大眦角处，日 3~4 次。功效：祛寒湿止泪、明目退翳。主治：寒湿流泪、云翳。

3. 止泪眼药 羊脑炉甘石水飞一钱 煅月石三分 大梅冰一分 海

螵蛸六分　化龙骨九分。上药共研极细末，放舌上试过无渣，用玻璃棒蘸一米粒大许，点眼大眦角处，日 3 次。功效：收敛止泪。主治：治冷泪如水。热泪湿泪者不可用。

4. 春雪丹　炉甘石水飞一钱　煅硼砂三分　风化硝五分　大梅冰一分。药共研极细末，放舌上试过无渣，用玻璃棒蘸一米粒大许，点眼大眦角处，日 3 次。功效：清热祛湿。主治：湿热熏蒸，眼微痒，眼珠作痛。

5. 老眼眼药　炉甘石水飞一钱　煅硼砂三分　大梅冰一分。上药共研极细末，放舌上试过无渣，用玻璃棒蘸一米粒大许，点眼大眦角处，日 3 次。功效：去雾散湿。主治：湿热上泛，老眼昏花。

6. 清凉丹　地栗粉一钱　煅月石五分　大梅冰一钱。上药共研极细末，放舌上试过无渣，用玻璃棒蘸一米粒大许，点眼大眦角处，日 3 次。功效：清凉退赤。主治：眼内疼痛、白睛干涩或白睛淡红，点之立退。

7. 治痒眼药　炉甘石水飞一钱　煅硼砂六分　风化硝五分　制牙硝五分　胆矾二分　枯矾二分　大梅冰一分。上药共研极细末，放舌上试过无渣，用玻璃棒蘸一米粒大许，点眼大眦角处，日 3 次。功效：祛风止痒、去湿。

8. 石燕丹　煅石燕八分　白丁香三分　炉甘石水飞一钱　煅月石五分　大梅冰一分。上药共研极细末，放舌上试过无渣，用玻璃棒蘸一米粒大许，点眼大眦角处，日 3 次。功效：退冰翳寒翳。主治：专治寒翳冰翳，服寒凉药过多，翳凝难退者。

9. 熊胆退翳眼药　熊胆一分　煅石蟹一钱　蕤仁霜一钱　炉甘石水飞一钱　煅月石五分　煅珍珠粉一钱　大梅冰一分。上药共研极细末，放舌上试过无渣，用玻璃棒蘸一米粒大许，点眼大眦角处，日 3 次。功效：清热退翳。主治：新翳热翳，均可退之。

10. 退星翳眼药　炉甘石水飞一钱　煅月石五分　鹅不食草五分　大梅冰一分。上药共研极细末，放舌上试过无渣，用玻璃棒蘸一米粒大许，点眼大眦角处，日 3 次。功效：清热退翳。主治：银星独见、聚星障、钉翳根深。此眼药退星翳甚速奇妙。

11. 八宝眼药 炉甘石水飞一钱 煅月石五分 煅珍珠粉一分 玛瑙二分 珊瑚三分 琥珀珠六分 飞朱砂二分 大梅冰一分。上药共研极细末，放舌上试过无渣，用玻璃棒蘸一米粒大许，点眼大眦角处，日3次。功效：清热退翳明目。主治：黑睛翳膜。若内障、视瞻昏渺者，可于上方去炉甘石、飞朱砂，加熊胆一分、麝香一分，为正八宝眼药。此药专治七情之眼，如圆翳内障、视瞻昏渺、青盲内障、高风内障等。

12. 消胬灵眼药 炉甘石水飞一钱 煅月石三分 虎掌草根（毛茛）八分 大梅冰一分。上药共研极细末，放舌上试过无渣，用玻璃棒蘸一米粒大许，点胬肉上，日3次。功效：消积退胬肉。主治：胬肉肥厚者。

第三节 瞿氏眼药原料炮制法及功效

一、制炉甘石

炉甘石，为菱锌矿的矿石，主要含碳酸锌。炮制法：选轻白炉甘石为佳，入田泥做成的大窝球中，以火炭烧煅，至三炷香尽，色如松花样为度，取出淬入童便中，轻研一遍，取轻清上浮者，炙烘极干；或用三黄汤（黄连、黄柏、羌活、黄芩、炒栀子、防风、木贼草、蝉蜕、白菊花、白芷、苏薄荷、细辛、当归身、川芎、荆芥、大黄、赤芍各等分）煎汁，入煅过的炉甘石煮，煮过晒干，收贮听用。炉甘石具有解毒明目退翳、收湿止痒敛疮之功效。常用于目赤肿痛，睑弦赤烂，翳膜遮睛，胬肉攀睛，溃疡不收，脓水淋漓，湿疮瘙痒。

酸石，即五味子煎汁，用制炉甘石收干，即酸石。如遇羞明之症，用此药水调涂之。止泪眼药中的炉甘石也可用酸石，效果更佳，热泪者不可用。

二、煅月石

月石，即硼砂，化学名硼酸钠，是矿物质的结晶体。炮制法：拣大块月色的月石为佳，置锅内，以武火加热至鼓起小泡或呈雪白酥松块状，即成，取出摊凉，研碎备用。月石具有清热解毒、消肿防腐的作用，煅月石燥湿收敛，能促使溃疡愈合。

三、制珍珠

珍珠，又名真珍。炮制法：取白净无油透者，用人乳拌浸一宿，嵌入生豆腐中，布包线扎后放沸水中煮透（2~3 小时），取出研极细末，放舌上试过无渣后贮用。珍珠有清肝明目、镇心安神、清热息风、退翳生肌的作用。眼科用于结膜炎、角膜炎、白内障初期、视疲劳等。珍珠有孔者不可用。

四、制琥珀

琥珀为古代松科植物的树脂埋藏在地下，经过上万年变成化石，主要化学成分为琥珀酸。炮制法：须选能吸起灯草者为佳，生研。珀具有镇惊安神、活血散瘀、利尿通淋、清心明目之功。眼科用于缓解目赤肿痛、视物昏花等症。

五、制玛瑙

玛瑙是硅氧化物类矿物石英族石英的一种，其主要成分为二氧化硅，炮制法：火煅醋淬三次；亦可放在豆腐中央，布包线扎，水煮 2~3 小时取出，再研磨成粉。玛瑙味辛、性寒，具有清热、明目、除翳之功效。眼科用于目睑赤烂、目生翳障等。

六、制珊瑚

珊瑚是由矶花科动物桃色珊瑚等珊瑚虫分泌的石灰质骨骼。炮制法：珊瑚洗净晾干，布包锤击极细，直接研成细末。珍珠、玛瑙、琥珀皆属难研者，煅过后用布包数层，铁锤敲极碎，轻轻慢研细磨，真性不失，亏者不多也。珊瑚具有明目、镇静安神、收敛止血作用。眼科用于治疗眼部翳障、目赤肿痛等。

七、制地栗粉

地栗，即荸荠，含有丰富的蛋白质、脂肪、粗纤维、胡萝卜素及碳水化合物。炮制法：制地栗粉，取大个荸荠洗净后削皮，磨成糊样，用二层白纱布过滤，压净渣滓，淀粉沉淀于水下，倒出清水晒干即成。地栗具有清肺化痰、生津止渴、利肠通便之功效。眼科常用于结膜炎、角膜炎、干眼症、视疲劳、白内障初期等。

八、制白丁香

白丁香，即麻雀粪，须在端午节午时（端午节前后一周）采集两头尖、外白者，黑者不用。制白丁香：用甘草水煮过，晒干，研细收贮。治疗眼部翳障，主药点翳不动，以此攻之，翳薄则除。此药有卷翳敛翳之功。

九、制海螵蛸法

海螵蛸主要含碳酸钙。炮制法：须选用大块海螵蛸，取其松软者，用槐花汁煮，或三黄汤煮，晒干研细入药。海螵蛸具有收敛止血、涩精止带、制酸止痛、收湿敛疮之功效。眼科主要用于敛疮止泪等。

十、制蕤仁

蕤仁，具有养肝明目、疏风散热、降压镇神之功效。眼科常用于目赤肿痛、眦烂多泪等眼病。炮制法：取大粒蕤仁，热水煮去皮，用多层粗纸压榨出油备用。

十一、煅石蟹、石燕

石蟹，为古生代节肢动物弓蟹科大眼蟹属动物石蟹的化石，具有清热利湿，消毒解毒，明目之功效。眼科用于青盲、目赤、翳膜遮睛。石燕为古生代腕足类燕子科动物中华弓石燕及近缘动物的化石。具有清热利湿、利尿消肿、清热毒、退目翳的功能。眼科用于目赤肿痛、黑睛生翳。石蟹、石燕均为退翳膜要药，颗粒太粗，会损伤黑睛表层，制剂更需精细，炮制时需拣大者，放炭火中煅，醋淬 4~5 次，研极细末，放舌上试过无渣后方可入药。

十二、熊胆

熊胆，是熊科动物的胆汁干燥而成，性苦寒，具有清热解毒、清肝明目、解痉止痛之功。眼科用于白睛红赤、黑睛上翳，肝热视糊等。熊胆的真假区别：取清水一碗，上播灰尘，调真熊胆汁滴入其上，立见水面上灰尘迅速向外围旋开，露出清水一圈，此即为真熊胆。熊胆炮制法较多，其中较实用的有二种：①将熊胆汁或熊胆粉溶于水，入炉甘石粉拌匀晒干，研极细粉备用。②将新鲜熊胆用线扎好挂风凉处阴干或晒干，剥开熊胆皮膜，取出干燥的熊胆粉，研细备用。

十三、梅片、冰片

梅片，又称龙脑、梅冰，是由龙脑香科植物龙脑树树脂或枝叶提取的结晶物，主要成分为右旋龙脑。梅片呈茶黄色，半透明，无光泽，表面具裂纹，状如梅花。梅片选片大而薄，质松脆，气清香纯正，入目无刺激感，燃烧时无黑烟，灭后无残留痕迹者为佳。八九十年代我国用樟科植物香樟树、油樟树、阴香树的新鲜枝叶提取加工制成的结晶，也称天然冰片，其主含成分也为右旋龙脑。该梅片性状为白色结晶状粉末或片状结晶，气清香，味辛凉，点燃时有浓烟，火焰呈黄色。还有一种天然冰片，是由菊科植物艾纳香的新鲜枝叶经提取加工制成的结晶，称为艾片，主含成分为左旋龙脑。艾片为白色透明块片状结晶，质稍硬而脆，手捻不易碎，具清香气，点燃时有黑烟，火焰黄色，无残迹遗留。

以上三种都称为天然冰片，都具有开窍醒神、清热止痛之功效。因其是高脂性化学物质，能快速被组织吸收并透过血脑屏障，梅片更是复方丹参滴丸、速效救心丸、麝香保心丸、安宫牛黄丸等名贵药品的主要成分。瞿氏眼药中多采用进口梅片，但梅片比较稀有，往往难以采购，后期改用国产的天然冰片。两者在眼科外用时，除具有消肿止痛、清凉明目的功效外，还具有强烈的渗透作用，可促使药物快速穿透眼球表层达到病灶，有利于药用成分的发挥。

梅片、冰片在研制时容易成块状和索状，易粘附于研钵的四周和底部，如研制时加适量煅月石，则能防止粘成块状。

十四、麝香

麝香中气香强烈而特异、成颗粒状者，称当门子。《本经》称“凡使麝香，用当门子尤妙”。麝香具有开窍醒神、活血通经、消肿止痛之功，用于脑部经络阻塞，有无孔不入之效。古代麝香的炮制法：①净制：取毛壳麝香，剖开香囊，除去囊壳，直接从香囊中取出麝香仁，去除杂质，阴干或用干燥器密闭干燥。②切制：用时研细。

十五、鹅不食草

鹅不食草，即石胡荽，又名地芫荽，具有发散风寒、通鼻窍、止咳的功效，治疗风寒头痛，咳嗽痰多，鼻塞不通等。浙南地区俗称散星草，如有黑睛上星翳者，采新鲜鹅不食草，搓成黑豆大小塞入患侧鼻孔或耳孔中，第二天红消星退，屡用屡效。炮制法：五月五日午时采集鹅不食草，阴干，水煎滤净，入煅过的炉甘石煮之，煮过晒干，收贮听用。

十六、虎掌草根

虎掌草根，即毛茛根，具有清热解毒，活血化瘀之功效。外用，捣烂外敷穴位，使皮肤起疱。眼科用于口眼㖞斜，有良效；也可用于黑睛翳障、胬肉增生，有消翳退障之功。炮制法：虎掌草根晒干，水煎滤净，入煅过的炉甘石煮之，煮过晒干，收贮听用。

十七、雄黄

雄黄，为硫化物类矿物，主含二硫化二砷，有解毒杀虫，燥湿祛痰等功效。眼科常用于治疗“蛇窜疮”，即西医学的带状疱疹，多为湿热邪毒滞留于经络皮肤，配合蜈蚣、青黛、枯矾等外用。炮制法：取净雄黄，加适量清水共研细，加多量清水搅拌，倾取混悬液，下沉部分再如上法反复操作多次，除去杂质，合并混悬液，静止后分取沉淀物，晾干，研细。雄黄，取大者打碎，内有一层粉，即是雄精。

十八、胆矾

胆矾，即硫酸盐类矿物胆矾的晶体，化学成分为硫酸铜。眼科用于祛腐解毒、明目止痒、治烂弦风眼。炮制时，将红枣去核，纳矾入内，火上烧，至红枣半生半熟，煅至白色（即硫酸铜脱完全部结晶水），取出冷却后研细备用。

十九、煅枯矾

明矾，也称白矾，其化学成分为十二水合硫酸钾铝。炮制法：将明矾放入铁锅内，置火上烧，加温后起泡，待明矾全部起泡，去火冷却，即为煅枯矾。具有解毒、杀菌、燥湿、止痒的功能。

二十、制乳香、制没药

乳香，用铜勺滚水煮之成块，在箬上炙煅去油。

没药，箬上炙去油。

乳香、没药均具有活血散瘀定痛和消肿生肌之功效，眼科常用其消肿生肌和定痛的功效。

二十一、龙骨

龙骨，是一种动物类骨骼化石。炮制法：将龙骨煅制后研成细粉，舌上尝过无渣后贮用。龙骨有平肝、宁神、固脱、收敛四大功效，眼科外用取其固脱与收敛的功效。龙骨的涩味比较明显，故其收涩之力较佳。鉴定龙骨的真假，常将其粘在舌尖，吸附的时间越长而不脱落，则证明龙骨质量越佳。

二十二、风化硝

风化硝，即玄明粉与萝卜煮汤晒干而成。玄明粉是芒硝经过风化干燥制得，其化学成分为无水硫化钠。风化硝在眼科用于消肿止痛。

二十三、马牙硝

马牙硝，即结晶后晶体较大的含有结晶水的芒硝，化学成分硫化钠。眼科用于清火消肿。炮制法：马牙硝与萝卜汤煮过，冷却后取面上结浮者为佳。

二十四、飞朱砂

朱砂，辰州成块者佳，细研无声，水飞入药。若翳薄恍惚者用此。朱砂主要成分为硫化汞，长期服用会导致汞在体内堆积，可对中枢神经造成刺激，导致出现头晕、头痛等神经毒性反应及肝肾功能异常。眼科外用虽然药量轻，但久用仍应引起注意。

二十五、硼砂

硼砂，拣大块月色者佳，研碎入水，加萝卜片煮滚三四次，去萝卜，再煎至水干，但药末焦化，冷却后去掉浮于上面泡沫，研极细贮用。若翳至薄不可用重药者，以此消溶引水，以荡轻翳。

二十六、西瓜霜

西瓜霜制法：农历八月十五日后，取西瓜1个，六七斤重，在瓜蒂处挖一小孔，挖去部分瓜瓤，纳入芒硝1斤，装满瓜内。封口，用竹钉牢，悬挂阴凉通风处风干处。十余天后，瓜皮外面即不断析出白霜，将霜陆续扫下，放于密闭的瓷瓶中备用。西瓜霜具有清热、解毒、消肿、止痛的功效。眼科用于赤脉传睛、天行赤眼、赤丝虬脉、椒疮等症，有清热泻火、退赤消肿之功。

《浙派中医丛书》总书目

原著系列

格致余论
局方发挥
本草衍义补遗
丹溪先生金匮钩玄
推求师意
金匮方论衍义
温热经纬
随息居重订霍乱论
王氏医案·王氏医案续编·王氏医案三编
随息居饮食谱
时病论
医家四要
伤寒来苏全集
侣山堂类辩
伤寒论集注
本草乘雅半偈
本草崇原
医学真传
医无间子医贯
邯郸遗稿
通俗伤寒论
规定药品考正·经验随录方
增订伪药条辨
三因极一病证方论
察病指南
读素问钞
诊家枢要
本草纲目拾遗
针灸资生经
针灸聚英
针灸大成
灸法秘传
宁坤秘笈
宋氏女科撮要
产后编
树蕙编
医级
医林新论·恭寿堂诊集
医林口谱六治秘书
医灯续焰
医学纲目

专题系列

丹溪学派
温病学派
钱塘医派
温补学派
绍派伤寒
永嘉医派
医经学派
本草学派
伤寒学派
针灸学派
乌镇医派
宁波宋氏妇科
姚梦兰中医内科
曲溪湾潘氏中医外科
乐清瞿氏中医眼科
富阳张氏骨科
浙江何氏妇科

品牌系列

杨继洲针灸
胡庆余堂
方回春堂
浙八味
王孟英
楼英中医药文化
朱丹溪中医药文化
桐君传统中药文化